Stomach

打響保胃戰

吃貨想要當好當滿？

先用 **45** 招養好你的胃！

許承翰　田洪江 ── 編著

> 肝不好人生是黑白的，胃不好人生是悲慘的
> 吃貨想要當好當滿，就要提前打響你的「保胃戰」！

崧燁文化

目錄

前 言

　　養生，又稱攝生、道生、養性、保生、壽世等。養生就其本意，是指根據生命的發展規律，為達到保養生命、健康精神、增進智慧、延長壽命的目的一種科學理論和方法。養生滲透於生活的點點滴滴，我們可以肯定的說永生是笑談，但我們也可以同樣肯定的說在養生的貼身呵護下，健康長壽觸手可及。基於此，我們廣泛聽取了諸如醫藥專家、營養學家等的意見和建議，並在透過大量有關健康的調查、分析和總結基礎上，組織專家富有針對性的編寫了本書。

　　雖然我們沒有擺出為健康清理門戶的姿態，以「治療」的身分衝鋒陷陣；雖然我們沒有秉持防患於未然的策略理論，吹響「預防」的號角，但我們本著「健康神聖不可侵犯」的決心和氣魄精心布陣，取料便捷、出身寒門的「釋名」，按圖索驥、招之即來的「採集加工」；衝鋒陷陣、本色不改的「性味」與「營養成分」；步步為營、層層設防的「附方」和「養生食譜」，他們各自忠於職守，又互相聯結、眾志成城，相信在拿到這些簽證的時候，健康護照就指日可待！

健胃養生常識

Stomach

1. 胃的結構形狀與位置

人體的胃，因人而異，滿腹時與空腹時，站著時與躺著時，都不同。空腹時靠近食道部分（賁門與胃底部），是在左邊肋骨的中間；滿腹時靠近十二指腸部分（幽門部），是在肚臍附近的位置。

胃是從身體的左上向右下，斜垂下來。胃在活動時，胃體收縮，下面部分會稍微拉高。胃下垂的人在空腹時，胃會下降到骨盆中間。胃的形狀像人的面孔各式各樣，十人十款。大致區分為：鉤狀胃、牛角胃、下垂胃（長胃）三種。鉤狀胃是胃的斜型的最後部分向上翹起來的形狀，這是一般最常見的形狀。牛角胃是把斜長型再稍微橫擺的形狀，所以末端的位置比其他形狀稍高一些。下垂胃（長胃）與牛角胃相反，長長垂下，好像是把斜長型拉長的形狀。牛角胃是強健肥胖的人多，下垂胃（長胃）是瘦的人多，而在日本人中，下垂胃的人較為多見。

胃的大小用容量來表示。普通人，男性約一點四公升，女性約一點三公升。也就是，可容納普通玻璃杯約七杯水的量。但在實際進食的時候，胃是可以適當伸展的。有些人的胃容量最多可達四公升。

胃，並不是越大越好，相反，胃愈大，其消化蠕動活動愈有遲鈍的傾向。大的胃、長的胃，往往是因為胃壁的肌肉鬆弛所形成的，而胃壁是愈伸長愈單薄。胃壁應該厚而有張力，才

是健全的胃。

胃的構造並不怎樣複雜。胃的入口，即連接食道的部分叫做「賁門」，胃是從這裡向左上隆起。相當於胃的天花板的部分叫做「胃底部」。像胃的頭頂部分卻叫做胃底，這可能是由於翻譯的關係，而有此說法。

胃的中央部分就是「胃體部」。從食道進入賁門的食物，沿著小彎積在胃體部。食物不會積在胃底部，但是與食物一齊送進來的空氣，卻會積在胃底部。愈靠近胃出口處愈細，與十二指腸相接的這個狹小部分叫做「胃竇」（幽門前庭部），胃的出口叫做「幽門」。

幽門又叫做「幽門括約肌」的伸縮自在的強肌肉，可以適時開閉，使食物不會一下子大量流向十二指腸，而是一點一點被送進。

2. 胃的功能與作用

談到胃的作用，自然應先提到口腔的功能。在食物的消化過程中，口腔充當了「得力助手」。因為食物一進入口中，口腔產生的唾液則幫助消化。當食物在口中嚼碎之後，便與唾液混合。於是，食物中的澱粉就會被唾液中的澱粉酶及唾液素逐漸加水分解成可溶解性澱粉、黑色糊精、麥芽糖、赤糊精。

有人單純的認為，胃是做消化工作的，其實這是不正確的。消化吸收是小腸的任務。小腸會分泌胰液、腸液、膽汁

等，而蛋白質、糖質與脂質全部在此處被完全消化、吸收。

那麼，胃的任務呢？胃雖然可以把食物的極少部分消化，但主要是把食物攪拌成糊狀，使其進入小腸以後容易消化。而且還有如同水壩的功能，可以把這些食物作臨時性的儲存。

要把食物攪拌成糊狀，就需要分解食物的胃液與捏揉的蠕動運動。胃液的分泌是否正常，蠕動運動是否正常，都是胃是否健康的標誌。

蠕動運動是由胃的肌肉來做的。胃壁由內側分為黏膜、肌肉、漿膜，肌肉由內側再分為斜層肌、輪狀肌、縱層肌三層。如有食物進來，這些肌肉層會分別收縮或伸展而發生蠕動運動。蠕動的波動，從胃體部向幽門前庭部前進流傳，所以食物是被邊攪拌邊送出幽門的。

流質的食物較容易通過胃部，其次是糖類、蛋白質、脂肪和脂肪與蛋白質的混合物。食物通過胃部的時間，隨其量和性質而異，健康的胃大約是一個半小時到六個半小時，平均約三四個小時。每頓飯的間隔最好是四五個小時。若長時間空著肚子就會引起強烈的週期性收縮，使得胃部感到不適而產生胃痛的現象，這叫做飢餓收縮。

胃的主要作用有以下幾項：

(1) 分泌胃酸

胃酸是食物消化過程中的重要物質。胃分泌胃酸透過兩個

步驟：胃酸分泌的頭相和胃酸分泌的胃相。當人們見到食物時，大腦迷走神經中樞就發生衝動，促進胃酸的分泌和胃蠕動，這一過程就是胃酸分泌的頭相。食物進入胃後，其機械性和化學性刺激均能使胃壁迷走神經末梢釋放出乙醯膽鹼，而後者又刺激胃壁細胞的相應受體使胃酸分泌；進入的食糜擴張胃竇，其所含蛋白質消化產物，以及迷走神經的刺激均能使胃竇的胃泌素細胞釋出胃泌素，透過血循環刺激壁細胞的相應受體（H2 受體）而分泌胃酸，此即為胃酸分泌的胃相。此外，胃黏膜內肥大細胞受刺激後釋出的組織胺，也能與壁細胞表面相應受體結合引起胃酸的分泌。胃酸分泌入胃後就不能返回黏膜。

(2) 儲存食物

胃運動使食糜排入小腸，食物進入胃腔後，胃體擴張以適應食物的容量。胃竇平時是鬆弛著的，從胃體來的蠕動波累積到一定強度時，胃竇蠕動加強，強力收縮，壓力增高，使食糜通過幽門管，進入十二指腸再至空腸；同時幽門管張力也增高，使幽門管成為狹小孔道，只允許流汁及較小的食物糜顆粒通過，而且也防止了十二指腸內容物的反流入胃。胃竇收縮後還會發生較弱的逆蠕動，把較大的食物顆粒回送至胃腔再進行消化和磨碎。

胃的作用，除了儲納食物、分泌胃酸和使食糜排入小腸外，胃酸還可殺滅由食物帶入的病菌。

3. 胃的生理功能如何

胃的生理功能主要是分泌、運動以及少量的吸收。食物從口經過食道、胃、小腸等過程後，大部分慢慢的被消化。而糖類被分解成葡萄糖、果糖、半乳糖，蛋白質類分解成胺基酸，脂肪分解成脂肪酸和甘油。葡萄糖和胺基酸由門靜脈輸送到肝臟後，葡萄糖就合成為肝糖，胺基酸依照人體需要而形成新的蛋白質儲存，以便供人體新陳代謝之需。

一般說來，食物進入口中以後，經過三四個小時到達十二指腸，在通過六公尺長的小腸時，急速的進行消化然後吸收。

食物停留在小腸間約三到八個小時。動物性的食品比植物性食品容易消化，對正常人進食的混合性食物而言，有百分之九十二到百分之九十七被消化吸收。

食物被小腸吸收後，剩下的渣滓就被送到大腸，雖然大腸沒有消化的功能，卻能吸收水分、鹽、維他命等，在這種情形下，流動體的渣滓在大腸期間，水分逐漸減少，成為半流體，最後成為固體的糞便排泄出來。糞便中除了不能消化、不能吸收的渣滓外，還含有水分、細菌類，以及從血液，經過肝臟排入腸中的許多物質。

大腸的長度大約是一點五到兩公尺，比起小腸是短多了，其直徑約為小腸的兩倍。

固體的糞便，最後被送入直腸，在此停留十八個小時或更

久，然後排出體外。

(1) 胃酸的分泌和作用

胃酸的分泌：胃酸，即胃液中的鹽酸，是由胃腺壁細胞分泌的。胃酸有兩種存在形式：一種是解離的，稱為游離酸；另一種與蛋白質結合成鹽酸蛋白鹽，稱為結合酸。

鹽酸的作用：鹽酸有刺激胃蛋白酶原分泌的作用，促使胃蛋白酶原轉變成胃蛋白酶，且造成胃蛋白酶作用的適宜的酸性環境；促進食物中蛋白質變性，易於分解；鹽酸進入小腸上段，透過體液性調節作用，刺激胰液、小腸液的分泌以及膽汁的分泌和排放；此外，鹽酸系強酸，還有抑菌和殺菌作用。

(2) 胃蛋白酶的分泌及其作用

胃蛋白酶的分泌：胃蛋白酶是胃液中的主要消化酶，它是黏膜細胞分泌的，其中以胃腺主細胞分泌最為重要。剛分泌出來的胃蛋白酶是非活性前身物質——胃蛋白酶原。

胃蛋白酶的作用：胃蛋白酶在酸性環境中發揮作用，其最適 pH 為二點零。胃液 pH 由五點五降到三點五時，胃蛋白酶有較弱的分解蛋白質的作用，pH 再降到三點五以下時，其作用變強。胃蛋白酶對蛋白質肽鏈作用 (Peptide bond) 的特異性差，它能將各種水溶性蛋白質水解成多肽，主要水解苯丙胺酸、蛋胺酸或亮胺酸等殘基組成的肽鏈，對谷胺酸殘基組成的肽鏈也有作用。此外，該酶還有凝乳作用。

(3) 黏液的分泌及其作用。

胃黏液的分泌：胃液中的黏液是由黏液的表面上皮細胞、胃腺中的黏液細胞以及賁門腺和幽門腺分泌的，黏液中含有多種大分子物質，如蛋白酶、糖蛋白和血型物質等。其中糖蛋白是黏液的主要組成部分。

胃黏液的作用：胃黏液主要起屏障作用。胃黏膜表面經常覆蓋著一層厚約一到三毫米的黏液。它的作用是：

潤滑胃內壁，使食物易於通過胃腔。

保護胃黏膜免受食物中堅硬物質的機械損傷。

黏液為中性或偏鹼性，且含有蛋白質，可中和並緩衝胃液的酸性，減低胃蛋白酶的活性，從而防止胃酸和胃蛋白酶對胃黏膜的侵蝕和消化作用。

黏液本身很難被消化酶所消化，即使在胃液消化力很強的情況下，也有保護胃黏膜不被消化的作用。

(4) 內因數的分泌及其作用

內因數的分泌：胃液中的內因數——糖蛋白，由分泌鹽酸的壁細胞所分泌。因此內因數的分泌速率是與鹽酸的分泌相平行的。各種引起胃酸分泌的刺激，如刺激迷走神經、注射組織胺和胃泌素等，也都可致內因數的分泌增加。

內因數的作用：內因數同維生素 B12 吸收困難，會引致巨幼紅細胞性貧血。此外，廣泛性萎縮性胃炎和胃酸缺乏的病

人，內因數分泌量也很少。

4. 胃液分泌的調節

　　胃液的分泌活動受神經和體液因素的調節。在生理情況下，其自然刺激物為食物，食物成分不同可引起不同的胃液分泌，這是由於各種胃黏膜分泌細胞不等量活動的結果。

　　胃液的分泌可分為基礎胃液分泌和消化期胃液分泌，基礎胃液分泌是指空腹十二到二十四小時後的非消化期胃液分泌。正常人在空腹時（一般指進食後相隔八到十小時以上）胃腺體不分泌酸性胃液，只有少量中性或弱鹼性胃液。但有時也觀察到有少量酸性胃液，其原因：條件反射性胃液分泌；胃中存留食物殘渣的刺激；吞嚥的唾液引起的刺激；十二指腸內容物倒流入胃引起的刺激。

　　消化期胃液分泌由進食而引起。其胃液的分泌按感受刺激部位和先後順序分為三個時期：頭期、胃期與腸期。

(1) 頭期

　　頭期胃液分泌是由進食動作作用於頭部感受器，透過迷走神經的傳出衝動而實現。頭期胃液分泌不是純神經反射性，而有體液因素參與。迷走神經被刺激興奮後末梢釋放乙醯膽鹼，可直接刺激腺體細胞分泌，更重要的是還可引起幽門黏膜腺 G 細胞分泌胃泌素，後者經血液循環刺激胃腺分泌，兩種作用之

19

間有相互加強效應。

這一期分泌的胃液量和酸度都較高,胃蛋白酶的含量也很高,消化力強。

(2) 胃期

胃期的胃液分泌由食物對胃的機械性和化學性刺激而引起。其分泌的調節既有胃泌素作用,也有膽鹼能神經的直接作用。擴張是機械性刺激中有效的刺激胃液分泌的唯一形式。幽門部黏膜釋放胃泌素對胃期的胃液分泌的作用更為重要。食物中刺激胃液分泌的化學成分只有胺基酸和肽類,苯丙胺酸、色胺酸和半胱胺酸刺激分泌的效果最強。肽類和胺基酸在胃內刺激胃酸分泌主要是透過胃泌素而進行的,但這兩種物質引起胃泌素釋放的機理尚不清楚。胃期胃液分泌的特點是:胃液酸度較高,但含酶量較頭期少(主要是壁細胞分泌的結果),消化力較弱。

(3) 腸期

當食物離開胃進入小腸後,仍有刺激胃液分泌的作用,這就是腸期胃液分泌。切斷支配胃的外來神經後,這項分泌仍可發生。這三個時期是統一的、不能機械分割的過程,且頭期和胃期胃液分泌更為重要。

胃液分泌的調節包括興奮性因素和抑制性因素。興奮性因素是乙醯膽鹼、胃泌素和組織胺。胃液分泌的抑制性因素主要

包括鹽酸和脂肪，當胃酸濃度達到一定的高度時能回饋的抑制胃液分泌。脂肪及其消化產物進入十二指腸以及十二指腸內高滲溶液等也都是胃液分泌的抑制因素。

5. 胃的內分泌功能

近年來，腸胃激素的研究進展較快，已經成為一種涉及神經、生理、生化、藥理、臨床的重要邊緣課題。從激素的分泌形式上來看，已知的有內分泌、旁分泌、神經分泌、神經內分泌、外分泌、自分泌等方式，從認識上突破了傳統內分泌學的範疇和概念。

胃內激素的釋放主要由胃腔內特定理化條件的改變引起，當這些「改變」被逐漸平息而重趨穩定時，釋放便停止。

胃內激素的調節與神經系統聯繫極為密切，尤其自主神經系統對其釋放及功能具有一定作用。例如當胃內注入乙醯膽鹼後，血中胃泌素水準上升，壁細胞對胃泌素的敏感性也增加，切除迷走神經後，胃泌素的活性則減低。

胃內分泌細胞所釋放的激素中，G 細胞分泌的胃泌素對人體的影響較大，且可引起臨床症狀和疾病。

胃泌素由 G 細胞分泌，G 細胞在胃竇部分布最多，其次是胃底部及十二指腸黏膜。胃泌素的靶細胞是壁細胞和主細胞，前者促進胃酸分泌，後者促進胃蛋白酶分泌。

近年來的研究還發現，除 G 細胞產生胃泌素外，TG 細胞也

可產生。TG 細胞廣泛分布於胃和小腸。胃泌素除存在於血液和組織外，也存在於胃液和腸液中。胃泌素的釋放是自我調節的回饋抑制過程，調節機制複雜，能夠促進胃泌素分泌的因素有：

(1) 飲食中部分消化的蛋白和鈣的特異性促進分泌作用，引起胃泌素釋放。

(2) 食物對胃酸和胃泌素的緩衝作用，保持了進一步釋放胃泌素所必須的胃內條件。

(3) 物理性刺激作用於胃竇部黏膜可促進胃泌素分泌。

(4) 興奮迷走神經的胃分支可促使 G 細胞分泌胃泌素。

當血液中的胃泌素水準升高時，壁細胞受刺激而分泌胃酸。含胃泌素的胃竇黏膜浸泡在胃酸中時，便抑制了胃泌素的持續釋放，轉而使胃酸降低，待胃內環境有利於其釋放時，又可促使胃泌素釋放。胃泌素除有促進胃酸和胃蛋白酶分泌作用外，還具有營養作用。前者是短期作用，而後者是長期作用。胃泌素的生理作用還包括刺激胃竇收縮、胰酶分泌、增加胃黏膜血流量。

另一種與胃的運動有密切關係的激素是促胃動素，促胃動素的主要生理作用是影響腸胃道的運動。免疫細胞化學技術顯示，產生促胃動素的細胞分布於十二指腸、近端空腸黏膜隱窩、胃底、胃竇及下部小腸黏膜中。促胃動素可直接作用於消化道平滑肌，也可誘發胃強烈的收縮和小腸明顯的分節運動。有人將促胃動素引起腸胃收縮稱為飢餓性收縮，因而又把促胃

動素稱為「飢餓激素」或「消化間期激素」。促胃動素也可引起食道下端括約肌緊張性收縮。在某些異常情況下血中促胃動素水準可以發生變化，如妊娠的婦女空腹血漿濃度較正常人低，腹瀉、潰瘍性結腸炎、吸收不良或腸切除時，血漿促胃動素水準可升高，但其機制尚不清楚。

與腸胃道有關的激素還有體抑素，其由廣泛存在於腸胃道黏膜內的 D 細胞所釋放，含量以胃竇和胃體部為最高，在腸內愈往下含量愈低。

體抑素對腸胃道有普遍性的抑制作用：

① 抑制腸胃激素如胃泌素、胰液素、膽囊收縮素、抑胃肽、血管活性肽、促胃動素和胰高血糖素樣免疫反應物等的分泌。

② 抑制腸胃和膽道運動，抑制臨時性刺激所引起的肌神經叢對乙醯膽鹼的釋放。

③ 減少內臟血流量。

④ 抑制葡萄糖、木糖、胺基酸、甘油三酯和 $Ca2+$ 等離子的吸收。

6. 胃的運動形式

食物進入胃後，一層層鋪在胃中，先進入的在周圍，後進入的在中間，隨之胃運動即加強。胃運動的主要形式有以下幾種：

（1）緊張性收縮

胃壁平滑肌同消化管其他部分的平滑肌一樣，經常保持著輕度的持續性收縮狀態，稱為緊張性收縮。在消化過程中，緊張性收縮逐漸加強，造成胃腔內一定的壓力，從而有助於胃液滲入食物，並能協助推動食糜向十二指腸移行。

（2）容受性舒張

進食時，由於咀嚼和吞嚥，食物對咽、食道和胃的機械刺激，自感受器產生衝動傳入中樞，反射性的透過迷走神經抑制性纖維引起胃底胃體部的肌肉舒張，使緊張性收縮減弱，稱為容受性舒張。使胃的容量適應於進食時受納大量食物，起到暫時儲存食物的作用。

（3）胃的蠕動

胃的蠕動是胃最基本的運動形式。任何時候都可以有二到三個此起彼伏的較弱蠕動波，食物進入胃約五分鐘後，胃即開始蠕動，並可持續一小時。蠕動向幽門推進，有時可進入十二指腸。蠕動波的頻率約每分鐘三次，決定於慢波電位。蠕動波在傳播過程中，波幅由淺變深、傳播速度加快，經胃體部直至胃竇部明顯增強。蠕動使食物與胃液充分混合，有利於化學性消化，同時不斷推進食糜向十二指腸運行。每當蠕動波到達幽門時，約有一到五毫升的食糜通過幽門括約肌進入十二指腸。故稱此為「幽門泵」作用。也有一些波未達幽門而消失於胃竇

部，胃竇終末部偶爾也有逆蠕動，它可反向推回胃內容物，延長其在胃內的消化作用。

胃蠕動的生理意義，一方面使食物和胃液充分混合，以利於食物的化學分解；另一方面可攪拌和粉碎食物，並推送胃內容物通過幽門，向十二指腸移行。

7. 胃運動的調節

胃運動受神經和體液因素的調節。蠕動波的頻率和程度取決於胃的慢波電位、神經衝動和腸胃激素諸因素的相互作用。

胃的慢波電位的興奮點在胃大彎上部的縱行肌。此處的內在電節律較別處高，形成起步點。縱行肌慢波的電緊張性擴布到環行肌，使環行肌去極化到閾電位（threshold potential），觸發動作電位，動作電位一旦出現即可伴有平滑肌的收縮（蠕動）。

（1）神經性調節

胃的傳入神經和傳出神經為迷走神經和交感神經。迷走神經可傳導食物對胃壁的刺激、胃內壓的變化、肌肉的被動擴張和主動收縮、胃內容物的 pH 改變等。內臟大神經可傳導痛覺投射至軀體感覺皮質，並與網狀結構相聯繫。迷走神經對胃具有興奮和抑制兩種作用。興奮時，可增加胃的慢波電位的頻率和傳播速度，並加強胃肌收縮力；抑制時可引起胃的容受性擴張。

刺激胃的交感神經，可使慢波電位的頻率和傳播速度降低，肌肉收縮減弱。交感神經的作用在於防止乙醯膽鹼的釋放而不是直接作用於胃平滑肌上。正常情況下，交感神經的作用較小。

胃壁內有黏膜下神經叢和肌間神經叢，食物對消化管壁的機械和化學性刺激，均可使局部的壁內神經叢加強緊張性收縮和加快蠕動的傳播速度。

大腦皮質對胃的運動也有影響，主要是緊張性收縮和蠕動。表現在胃的運動可以形成條件反射。

(2) 體液性調節

一些腸胃道激素可影響胃運動，主要有：胃泌素、促胃動素、胰液素、抑胃肽及胰高血糖素等。胃泌素能促進胃液分泌，增加胃的慢波電位，加強胃運動，並使食道、胃括約肌緊張性增加及使幽門括約肌舒張。促胃動素可加強胃的運動，其作用是促使乙醯膽鹼的釋放，而非直接作用於胃平滑肌。胰液素和抑胃肽、胰高血糖素則可使胃運動減弱、幽門括約肌收縮。

8. 導致胃病的因素

胃腸病雖然不像高血壓病、心臟病那樣能夠造成人的突然死亡，但它對人體的危害就像水滴石穿那樣，時刻在侵襲著人們的健康。每吃進一口飯都對胃有著直接的影響。不同的胃病具有各自不同的致病原因，各種胃病在病因上也有共性。歸納

起來，常見胃病的致病因素有以下幾個方面：

（1）飲食不當

食物是維持人體生命活動所不可缺少的。飲食量、飲食成分、飲食習慣等，不僅對維持整個機體的功能活動是重要的，而且往往是胃病本身常見的致病原因。

暴飲暴食、飢飽無常，超過了胃的受納、消化功能的限度，或打亂了胃收縮、舒張的正常運動規律，久而久之可致慢性胃病。《黃帝內經》中說：「飲食自倍，腸胃乃傷」，就是這個道理。野外作業，風餐露宿，長途奔波，餐飲失常，發生腹痛、腹脹、消化不良的機率比一般人群高得多。誤食變質蔬菜、魚蝦、食品等，常引起急性腸胃炎症，出現嘔吐、胃痛，或伴有腹瀉。進食大量的柿子、黑棗等，還常引起胃石症。

食有五味，過則有害無益。過服辛辣刺激、油炸烘烤之品，易生胃熱。過用鹹味，喜熱燙飲食，易於損傷食道、胃的黏膜，或改變胃內小環境，上述人群中發生食道癌、胃癌的機率較高。甘為脾胃本味，過則易於壅滯胃氣，氣機不通，常見腹脹、苔膩。常吃黴變食物，也是慢性胃病甚至胃癌的致病因素。

● 飢飽失常

過饑則營養不足，氣血生化乏源，脾胃自身亦失滋養，便會出現面黃肌瘦、腹脹便溏等；若過飽，暴飲暴食，腸胃乃傷，

影響脾胃運化和升降，出現脘腹脹滿、噯腐胃食道逆流、吐瀉等症狀。久之，可形成積滯，積滯不化，可生熱、生痰，變成頑疾、痼疾。

● 食物不潔

若食用不潔食物或腐敗變質及有毒之物，則可損傷脾胃，導致運化失司、潰濁混淆而發生胃脘病、吐瀉等。治之失時，治法失宜，或屢有發生，必釀成慢性胃疾。

● 飲食偏嗜

五味偏嗜，可致臟氣偏勝。氣有偏勝，則諸病易生。食性偏嗜，過食辛熱燥辣飲食，則可過度刺激腸胃，傷損陰津，甚至可以腐傷腸胃。食味偏嗜，過食肥甘滋膩，食入難化，積滯腸胃，阻滯氣機，濕聚蘊熱，便生諸症。

● 大量飲酒

中國人民自古就有飲酒的習慣，而飲酒與胃炎、胃癌之間有什麼樣的聯繫呢？

酒中含有酒精，也叫乙醇。燒酒也叫白酒或火酒，含酒精在百分之三十到百分之六十上下。黃酒又稱米酒，含酒精百分之十左右，除啤酒及葡萄酒外，酒本身並不含營養成分。一方面，低濃度酒精適量吸收後，能增加胃血管的血流量，促胃黏膜上皮細胞分泌，提高胃黏膜的前列腺素水準，而前列腺素對胃黏膜有保護作用，有利於胃黏膜的修復。

特別是啤酒不含脂肪和糖，而富含碳水化合物、蛋白質和維生素，其成分百分之九十三是水，含添加劑和有害物質極少，而且有害物質在發酵過程中被酵母吸收，是補充人體水分的重要來源。適量飲用啤酒，除了營養價值高，可為人體提供豐富的營養素之外，還可以調節生理功能和新陳代謝，起一種放鬆作用，有助於消除精神緊張，尚有延年益壽之說。以至於國外有些大醫院把啤酒列入某些患者的治療食譜中，或讓產婦喝啤酒以增加母體營養，使乳汁豐盈。另一方面，長期或一次大量攝入酒精，能直接破壞胃黏膜屏障，使胃腔內的氫離子反彌散進入胃黏膜，引起胃黏膜充血、水腫、糜爛。百分之二十以上濃度的酒精能抑制胃液分泌、減弱胃蛋白酶活性，百分之四十以上則對胃黏膜有強烈刺激。有人曾對八十例飲白酒後出現上腹痛或胃出血的病人進行胃鏡檢查，結果發現胃黏膜都有充血，或散在出血灶，有的呈多發性胃黏膜糜爛、鮮紅色新鮮出血或棕色陳舊出血。病變多發生在胃竇部，其次是胃體部，一般不侵犯肌層，癒合後不留斑痕。所以，大量飲酒或酗酒，對慢性腸胃炎絕沒有好處。因為每個人對酒精的耐受性相差很大，量多量少因人而異，不能確定一個統一的標準，所以症狀不很明顯的人，可飲少量低度酒，如啤酒、黃酒；有上腹疼痛、脹滿、食欲減退、打嗝、噁心等症狀的活動性胃炎患者應禁酒。

酒對人體的益害，中國古代醫家早有評說。中醫認為，酒為辛甘苦溫有毒之品，入心肝肺胃經，具有多種功效。《素問‧

湯液醪醴論》辟有專篇予以討論。梁代陶弘景從「大寒可以凝海，惟酒不冰」的現象，總結出酒的特點在於性熱。他認為醫家用酒配藥，做成藥酒治病，就是利用酒的這一特點「以行其勢」。但是他接著又明確指出：「人飲多則體弊神昏，是其有毒故也。」《本草拾遺》認為酒能「厚腸胃」。《本草綱目》則指出：「痛飲則傷神耗血，損胃亡精，生痰助火。」飲酒的害處多得說不完，可見中醫對酒的評價是益少害多，其理論根據就是它「大熱，有毒」。

一般說來，胃黏膜病變即淺表性胃炎→萎縮性胃炎→腸化生→不典型增生→癌變，是由輕到重的發展過程，而飲酒對上述各個環節病變都有影響。一方面，長期飲酒可以導致慢性淺表性胃炎的年齡提前。在同年齡組中，飲酒者萎縮性胃炎發生率較高。據此可以推斷，年輕慢性飲酒者日後患胃癌的可能性大。另一方面，慢性胃炎特別是慢性萎縮性胃炎患者，較易受酒的急性損害。

有人認為大量飲酒可以殺傷胃癌細胞，其實這是一種誤解。實際上大量飲酒不但不能殺傷胃癌細胞，反而為其生長繁殖創造了條件。這是因為：

① 酒精飲料中含有自然產生或污染的致癌物，已知有雜醇油、多環芳香烴和亞硝胺等。

② 酒精是良好的溶劑，嗜酒可加速致癌物質的吸收和轉運，如促進煙草相關的致癌物質的活化。

③ 酒精不是人體必需的物質，進入體內可導致某些致癌物質的活化。

④ 長期大量飲酒損傷胃黏膜，造成各型胃炎，以致胃酸缺乏，細菌得以繁殖，促進了致癌物質亞硝胺類的合成。

⑤ 酒精可以影響機體的酶，增強致癌物質的毒性作用。

⑥ 酒精可抑制人體免疫功能，造成對腫瘤的監督功能下降。

⑦ 長期大量飲酒可造成營養不良。此外，飲酒不僅是胃癌的高危因素，還與肝硬變、肝癌、食道癌、結直腸癌等的發病有一定關聯。

（2）過量吸菸

菸草的主要有害成分是尼古丁，不論紙菸、捲菸或旱菸，過量吸食都是有害的。煙鹼對中樞神經系統有先興奮後抑制的作用，它可以刺激腦的呼吸、血管運動及嘔吐中樞，對消化系統可以引起中樞性的噁心、嘔吐和周圍性腸蠕動增加，對腸胃運動有一定的負面影響。

（3）營養缺乏

缺乏蛋白質或維生素 B 群，可以引起胃黏膜變性。其食物內缺乏鐵質，並可造成胃炎，在補充鐵劑後胃黏膜的炎性病變即可好轉。因而缺鐵性病人的口腔、食道及腸胃黏膜上皮的彌

漫性改變，可能是缺鐵的一種改變。

（4）精神因素

精神因素與多種疾病有關，在消化系統更為突出。常常見到有人遇到不順心的事或生氣時，出現納食不香，或沒有食欲、上腹疼痛、腹脹不適、胸悶氣憋等症狀。明顯的焦慮、憤怒、恐懼等，都能透過神經系統影響腸胃道的運動和分泌功能。

腸胃動力性疾病和功能紊亂的病人相當多見，表現為各種各樣的腸胃道症狀，但不能發現解剖學上的器質性改變。這是一種腸胃道功能改變，可由精神情緒因素誘發，包括神經性嘔吐、神經性打嗝、神經性厭食、癔球症（神經性吞嚥障礙）等。

對消化性潰瘍病因學研究表明：緊張、焦慮、恐懼在潰瘍病的復發方面起重要作用。十二指腸潰瘍病病人的症狀急劇加重和併發症如出血、穿孔的出現，常發生在情緒受打擊以後。而在精神愉快、性格開朗者，則潰瘍病的發病率較低。

近年來還發現，精神抑鬱、性格內向、過度悲傷或受到重大精神刺激的人，胃癌以及消化道的其他癌症的發病率也增高。

英國醫學研究人員調查了平均年齡在二十七歲，由於擔驚受怕和情緒壓抑而接受治療的二十一個患者。對照組為二十一個健康者。方法為檢查攝入體內食物所需要的時間。

結果：健全者一般需要四十二個小時；受驚嚇者只用十四個小時，速度快得驚人；而情緒壓抑者用了四十九個小時才把

食物消化掉，而且情緒壓抑越嚴重，腸胃工作越懈怠。上述研究表明，情緒和消化存在著密切聯繫，控制大腦和腸胃的不同神經系統，實際上驚人的相似，這是因為：①二者都利用相同的資訊素（中性介質），如血清素、穀胺酸鹽或者多巴胺；②二者都由特殊的細胞供應營養物質；③二者都有防止神經細胞受到危險物質損害的柵欄。

　　中醫學十分重視心靈因素在發病學中的作用，根據不同的情緒變化將人的心靈活動分為喜、怒、憂、思、悲、恐、驚七種情況，稱為七情。七情的變化與五臟六腑的功能活動有密切的關係。七情失和，臟腑功能失調，氣血運行失常時，就會導致疾病發生或加重原有病情。七情之思為脾所主，過度的思慮會傷及脾。由於五臟存在著生克因果的關係，所以其他臟腑所主的心靈變化，也都會影響到脾胃。脾胃功能失常，會出現胃痛、脹滿、納呆等症狀。運用中醫藥調理心靈變化和臟腑功能，會明顯改善脾胃疾病的症狀。此外，應用科學氣功療法可使某些病人的腸胃疾病症狀改善，可能與調節人體的精神情緒（意念）因素有關。

9. 了解一些容易消化而且營養價值高的食品

　　患了腹瀉、胃腸狀況惡化的時候，一般要改變飲食習慣，人們也常說要吃容易消化的食物。具體而言，哪些食物既容易消化同時營養價值又比較高呢？

容易消化說明食物在胃裡停留的時間比較短，也就是說容易和胃液混合在一起，迅速轉化為粥狀，並在短時間內被送到十二指腸——這種食物就是容易消化的食物。與此相反就是難以消化的食物，即長時間停留在胃裡的食物。食物在胃裡停留的時間因胃的強弱而有所差別，一般說來可以作如下區分：

一到兩小時：咖啡、紅茶、果汁、牛奶、豆腐、半熟雞蛋。

兩到三小時：飯、麵包、麵條、蕎麥麵條、薯類。

三到四小時：竹筍、花生米、魚糕、牛排、瘦肉魚。

四到六小時：油炸蝦（魚）食品、炸豬排、鱔魚。

熟食比生食容易消化，由相同材料做成的食物，烹調方法不同則食物在胃裡停留的時間也不同。很多食品做熟後吃比生食更容易消化。因為食物在加熱之後就會被分解或泡膨，在胃裡容易轉化為粥狀。但是，需要注意的是，蛋白質食物如果加熱過度，反而不容易消化（如雞蛋）。

腸胃不好或腸胃狀況失調的人應該吃容易消化而且營養價值比較高的食品。

牛奶是一種富含優良蛋白質、維生素和礦物質，營養價值高的鹼性食品，可以恰到好處的中和胃液中的鹽酸，預防潰瘍。有資料表明，喝牛奶比較多的人胃癌發病率比較低。一天可喝一杯牛奶。

優格也是一種很容易消化而且營養豐富的食品，其中所含的乳酸菌有助於蛋白質的分解，還有抑制腸內異常發酵的作

用，對腸胃較弱、經常便祕的人效果良好。

豆腐在各種大豆加工品中最易於消化。大豆不僅是植物蛋白的寶庫，而且含有豐富的維生素 E，能強化胃壁黏膜。大豆加工品種類繁多，豆腐比黃豆、豆芽更易於消化，對腸胃較弱的人更合適。

有些食物對腸胃來說負擔較輕，但有些食物對腸胃來說負擔比較大，消化比較困難。如：

番薯

吃得太多會引起燒心，番薯含有非常豐富的優質澱粉，食物纖維也比較多，對患便祕的人來說是一種非常好的食品。但是吃得太多就會引起燒心，因為它在胃裡停留時間長，胃液大量分泌出來，可能會往食道倒流。幽門附近患潰瘍或患十二指腸潰瘍的人理所當然應該避免吃得過多。

碳酸飲料

在胃裡發泡強迫胃液分泌，碳酸一進入胃就會發泡，給胃壁以強烈的刺激，促使胃液分泌。碳酸飲料常在空腹的時候飲用，這最容易出現問題。因為分泌的胃液沒有食物可以消化，就會直接刺激胃壁。如果已經患有潰瘍，那麼胃液就會進一步使其惡化，而且碳酸飲料中含有大量糖分，應該避免每天飲用。

香菸

本篇中所列各項雖說可能給腸胃帶來負擔，但是健康人如

果保持適度攝取就不會有害處。但是香菸例外。抽煙有百害而無一利，會給腸胃造成嚴重的不良影響。多次患胃潰瘍或十二指腸潰瘍的人可以說就是不能完全戒菸的人。腸胃的健康從戒菸開始。

酒精

並非都對身體有害，並非所有的例子都說明酒精對腸胃有害。適當飲酒可以解消精神壓力，可謂「百藥之首」。但是不可忽視飲酒會促進胃液的分泌。腸胃不好的人若想喝酒請先向醫生諮詢。

咖啡

拆封之後應盡早飲用，咖啡中含有的咖啡因會過度促進胃液分泌，給胃帶來不良影響。而且咖啡中含有的不飽和脂肪酸也會帶來問題。咖啡接觸空氣時，會發生氧化，變為不飽和脂肪酸。它能進一步促進胃液的分泌。所以腸胃較弱的人一天中應該控制咖啡的飲用量。腸胃較強的人，在咖啡拆封之後也應該盡快飲用，以免發生氧化。

香辛料

患胃潰瘍的人必須注意，胃狀況不好的人或患胃潰瘍的人如果吃了含有大量香辛料的食物，胃就會發痛，吃這些刺激性食物時請考慮一下自己的胃承受能力。健康人吃的食物如果不超過辣味咖喱的香辣程度應該沒什麼關係。

油炸食品

要減輕胃的負擔應該細嚼慢嚥，脂肪在胃中停留的時間很長，給胃帶來較大的負擔。特別是在狼吞虎嚥的情況下，從食物進入胃到變成粥狀，需要相當長的時間，而且有相當多的胃液分泌出來。所以擔心患胃潰瘍的人應盡量避免吃油炸食品和肥肉等，而應從奶油、植物油中攝取脂肪成分。

燻製、醃漬的肉和魚

大量的鹽分會刺激胃，如果一點一點的咀嚼著吃燻製或醃製的肉類和魚類食品，對胃也不會有損傷。但是稍微咬兩口就吞嚥下去的吃法不可取，因為這些食品中含有大量的鹽分，如果不經過唾液「稀釋」就吞嚥下去，由於濃差壓的作用，過量的胃液就會分泌出來。

10. 愉快的、慢慢的就餐

忙碌的現代人似乎缺乏一種「享受飲食」的感覺。比如說有的人在麵條鋪、速食店裡站著吃，轉瞬之間就吃完了。可是這對腸胃來說負擔可就非常大了。吃飯匆忙的人，腸胃已受損傷。

消化從口腔開始，吃飯特別快是因為吃飯的時候，不怎麼咀嚼就把食物吞下去了。

其實，這樣的人忽視了消化吸收過程中的一個重要的機理，那就是忽視了「消化從口腔開始」這個道理。如果沒有咀嚼

食物就吞嚥下去，就會給腸胃帶來太大負擔甚至損傷，「細嚼慢嚥」是保持腸胃乃至整個身體健康的第一步。細細咀嚼食物並和唾液混合在一起，食物必須咀嚼並不僅僅是因為要把食物咬碎嚼爛。咀嚼食物時，不僅能把食物咬碎嚼爛，同時還能把食物和唾液混合在一起，這一點十分重要。

唾液中含有很多具有重要功能的消化酶。在咀嚼食物時，糖分就開始被分解了。另外，唾液還能調節酸度、鹼度，具有減小濃差壓的作用，使食物在胃中更容易消化。所以，細嚼慢嚥還是狼吞虎嚥，給胃帶來的負擔是截然不同的。吃飯時要使食物和唾液充分混合，一點一點的咀嚼很重要，如果一口吃得很多就難以混合在一起。要過好健康的每一天，就得細嚼慢嚥，輕鬆用餐。

吃飯的時候應避免緊張壓力。吃飯的時候，除了要充分咀嚼之外，還要避免緊張壓力，兩者都很重要。這裡所說的「壓力」，指精神性緊張壓力。例如吃午飯的時候和同事談論對工作的諸多不滿，吃晚飯的時候批評斥責小孩等。像這樣吃飯的同時精神上處於緊張狀態，就使得胃液分泌失常，給消化吸收帶來不良影響。

相反，愉快的、輕鬆的吃飯的時候，胃液分泌適中，消化吸收就能順利的進行。

11. 早飯必須得吃，而且堅持「飯吃八分飽」

由於沒有時間，不吃早飯就去上班的人增多，這是一個嚴重的問題。要保持一天充沛的精力，早飯不可缺少，而且要保持腸胃健康，早飯也不可忽視。

什麼都不吃，胃液也會分泌。食物進入胃的時候——毫無疑問會分泌胃液。當食物進入胃的時候，胃出口附近的幽門裡，促胃液素分泌細胞受到刺激分泌出一種激素，這種激素向胃壁發出分泌胃液的指令，胃液就開始分泌出來了。

但是，胃液分泌機能並不僅僅限於對胃的刺激，它還受腦的控制。看到可口的食物、聞到香味或想像食物的時候，大腦中樞神經就受到刺激，這種刺激透過延髓及迷走神經傳輸到胃，胃液就分泌出來了。

也就是說，即使胃裡沒有食物進入，胃液也會分泌出來，這樣問題就產生了。不吃早飯，胃將受到胃液的直接攻擊。

早晨，特別容易出問題。早晨醒來的時候，胃裡基本上已經空了，如果因為沒時間不吃早飯就上班的話，會發生什麼情況呢？接近中午的時候，聞到飄來的香味，胃就開始分泌胃液了，但實際上胃還是空蕩蕩的。於是胃液就直接開始攻擊胃壁，這種情況很可能會引起潰瘍。

吃得太多，可能引起多種疾病。不吃早飯的另一不良影響是，由於腹內太空，容易在吃午飯的時候吃得太多。這樣的

話，腸胃的負擔就太大了。如果吃得太多，胃被食物充斥得太滿，食物和胃液就難以很好的混合在一起。當食物被送到十二指腸的時候，其他消化液的分泌器官如胰臟、肝臟以及膽囊的負擔就會大大增加。這是引起胰腺炎、肝炎以及膽囊炎的重要原因。

另外，由於過度使用胃而容易引起胃液分泌失常，甚至還有引發潰瘍的危險，而且吃得太多也容易引起肥胖。所以在接近飽腹之前應該停止吃飯，這有利於腸胃健康。而且必須吃好早飯，早、中、晚三餐堅持「飯吃八分飽」；避免吃飯過飽。

12. 養成不忍便的良好衛生習慣

腸胃健康的話，每天或者兩天一次會有規律的感到便意。要養成排便的習慣。最好順著便意在廁所裡蹲上一會。如果忽視便意，嚴重的情況下會造成麻煩。

理想的排便就要忠實的順應便意，排便是從「想去廁所」開始的，便意是因為直腸裡已經累積了一定程度的糞便而引起的。直腸裡累積了適量糞便的時候，透過直腸黏膜的神經就會受到刺激，並向大腦傳達資訊。便意一產生，作為糞便製造工廠的大腸就開始為排便做具體的工作。

首先，直腸黏膜透過自律神經向大腸傳達這一信號，大腸一接到這個信號就把停留在橫行結腸、「S」狀結腸內的已完成的糞便往直腸裡推擠。這種運動叫做大腸運動，它是排便過程中

最重要的活動，產生便意的時候就去廁所，這樣的話就能夠完成理想的排便。產生便意的時候置之不顧，容易患便祕。

胃腸正常的人幾乎每天都有「便意→排便」的過程，從而形成健康的排便習慣。但是難以感受到便意的人也不少，也就是說，這樣的人患了便祕。

患便祕的人直腸黏膜的感受能力變得遲鈍起來，即使直腸裡累積了一定程度的糞便也難以感覺到，所以很難產生便意。而且有些人雖然已經產生了便意，但是眼看上班快遲到，或因其他急事耽誤，結果不去廁所就出門了，不知不覺中便意就消失了，從而引發便祕。因此糞便在直腸裡累積起來，久而久之直腸黏膜就習慣了，本應該給大腦發送信號結果就不發送了。

最好養成早飯後排便的習慣，對常患便祕的人來說，重要的一點就是，便意一產生就馬上去廁所。但是患慢性便祕的人可能並不容易感受到便意，所以應該在規定的時間上廁所，從而養成每天排便的習慣。定期上廁所的時間最好安排在早飯之後。因為早晨胃裡空蕩蕩的，胃黏膜對刺激非常敏感，食物或水進入胃的時候，胃——大腸反應非常活躍。午餐和晚餐之後也會發生胃——大腸反應，但是沒有早餐之後的胃——大腸反應那麼強烈。所以常患便祕的人把排便時間安排在早餐之後是最適當的。瀉藥和灌腸並不能從根本上解決便祕問題，要消除便祕應該採取更積極的態度和對策。

13. 克服不良的飲食習慣

不良飲食習慣與胃部疾病的關係也非常密切，如長期進食高脂肪、高蛋白質膳食能使胰腺癌發病率增高。吃很燙的食物、飲烈性酒可造成食道黏膜損傷，引起食道炎甚至食道癌。長期飲酒、濃茶、咖啡，使用過多辛辣調味品，會引起慢性胃炎。長期進食蔬菜過少，可造成習慣性便祕。某些地區有吃生魚片的習慣，這是肝吸蟲病、肝炎、腸道寄生蟲的直接原因。長期偏食、挑食會使相應的營養物質、某些微生素和微量元素缺乏，引起營養不良和相應的疾病。又如，日本是胃癌的高發區，研究發現日本人普遍吃用滑石粉處理過的稻米，而滑石粉所含的結晶矽酸鎂具有致癌性。冰島也是胃癌高發區，當地人常吃燻製的魚，因此熏食與胃癌有關，醃漬用的粗鹽中含有硝酸鹽，硝酸鹽能轉化為亞硝酸鹽。研究發現，醬菜、鹹菜、火腿、香腸內含有亞硝酸鹽，此類含亞硝酸鹽的食物進入胃後可轉變為具有致癌性的亞硝胺，而目前亞硝胺是公認的強致癌物。某些地區的居民喜歡吃酸菜，酸菜常被多種真菌污染，這些都能使硝酸鹽還原成亞硝酸，進一步形成亞硝胺化合物。在中國食道癌高發區河南林縣，檢測一百二十四個食物品種，包括小麥、玉米、酸菜等，亞硝胺類化合物檢出率占百分之二十三點三，而低發區僅為百分之一點二。食物添加劑包括抗氧化物、穩定劑、乳化劑、調味劑、著色劑以及殘存於食物中

的農藥、殺蟲劑，均可大大增加患癌症的機會。

14. 改正不適當的運動和著裝

不適當的運動和著裝也會引起胃部疾病，如有些人餐後立即進行劇烈運動，可加重內臟負擔，減少內臟血流，造成腹痛、噁心、嘔吐等急性病症。長期飽餐後劇烈運動還可能造成胃下垂。著裝過緊、過小，或女士穿緊身塑形內衣不當，可引起胸悶、噁心、腹脹、食欲下降、便祕等胃腸道血液循環不良和胃腸道蠕動不良症狀。因此，不良生活習慣，特別是不良飲食習慣，也可以導致胃腸道疾病。

15. 避免冷熱無常

胃部疾病的發生與天氣變化有直接關係。當天氣變涼、氣候變化時，往往可使胃炎、胃潰瘍復發或使原有的胃炎、潰瘍症狀加重。據統計，胃潰瘍冬季發病者占百分之四十二點八，春季占百分之二十五點八，秋季占百分之二十三點四，夏季發病很少。可見，胃潰瘍的發病以冬、春季較為多見，特別是在氣候變化比較明顯的秋冬和冬春之交，故胃腸道疾病患者應避免受涼尤其避免腹部受涼。在本病的好發季節如出現症狀，應及時診治，至於胃腸道疾病為什麼在受涼和氣候變化時容易發作的問題，至今尚未能確切了解。

胃腸道疾病的發病率具有顯著的地理環境差異，如在美

國、英國十二指腸潰瘍比胃潰瘍多見，但在日本則相反。

16. 對於胃不適要堅持合理用藥

　　某些藥物可以治療某些疾病，但對胃腸道卻有不利影響，臨床上把由於藥物引起的胃腸道疾病叫做藥物性胃腸道反應或藥物性胃腸道疾病，如癌症病人化療時的胃腸道反應，阿斯匹靈、消炎痛等藥物引起的藥物性胃炎。某些藥物的服藥方法不當，亦可以引起明顯的胃腸道反應，如甲硝唑、紅黴素等應該在餐後半小時服用，如長期用抗生素所致的腸道菌群失調性腹瀉。患者自行錯用藥物造成的胃腸道症狀可加重胃黏膜損傷和胃痛症狀。胃潰瘍病人的胃脹不適多由於潰瘍病變造成胃動力下降所致，如自認為消化不良，加服助消化藥物，勢必造成胃酸分泌增加或胃蛋白酶活化，從而加重潰瘍面的侵蝕、加重病情。老年人胃黏膜萎縮、腹脹多由胃酸分泌減少、胃動力降低所致。而一些老年人自行長期服用具有中和胃酸的黏膜保護劑，則可造成腹脹症狀加重。同時，由於食物在胃內不能被足夠的胃液混合並及時排空，亦可進一步造成胃黏膜的機械性損傷。症狀上在腹脹基礎上併發疼痛、習慣性便祕、老年性便祕、某些藥物性便祕，主要是由於胃腸動力減低所致，需服用動力藥物。

　　目前，用藥不當的現象非常多見，患者一定要在醫師指導下用藥。

17. 保持生活規律

　　據說人的身體本來是由早晨起床、白天活動、晚上休息而形成的。人體激素分泌和體溫變化節奏在白天和晚上是截然不同的。所以熬夜會使身體過度疲勞，引起腸胃病等各種疾病。應注意早睡早起。另外，早飯要堅持按時按量就餐，否則上午會感到能量不足，而且容易引發胃潰瘍和十二指腸潰瘍。另外，這還容易導致胃——大腸反應遲鈍，引起便祕；而且容易導致午餐吃得過多。

18. 吸菸會患胃病嗎

　　菸中含有尼古丁，尼古丁能刺激胃黏膜，引起黏膜下面管收縮和痙攣，導致胃黏膜缺血、缺氧，從而起到破壞胃黏膜的作用。「吸菸等於慢性自殺！」這已成為眾所周知的事實。但吸菸對消化道和胃的損害遠未被人們所重視。

　　吸菸除了會引發支氣管病、心臟病、肝病等疾病外，還影響胃黏膜合成前列腺素。前列腺素能使胃黏膜微循環血管擴張，改善胃的血液循環，對保護胃黏膜的完好性有重要作用。前列腺素合成一旦減少，胃黏膜的保護因素也隨著減少，這樣就會給胃黏膜的修復增加困難。

　　菸草中除含有尼古丁等有害物外，還含有相當量的氮氧化物，如假木賊尼古丁等，含有二級胺、二乙胺等胺類物。這些

物質在體內可以合成致癌的重要物質，對許多種癌症有明顯的促發作用。加之吸菸又能減低人體的免疫力，所以吸菸是引發多種癌症的禍根，如肺癌、喉癌、前列腺癌等，對胃癌的發生也有較為明顯的促發作用。

19. 引發胃病的因素

胃病能夠預防嗎？這是人們所共同關心的問題。引起急、慢性胃病的因素很多，有化學的、物理的，也有細菌或其他毒素引起的。因此，如果我們認識了這些因素，就可避免發生急、慢性胃病。如①化學刺激：煙草、烈酒、濃茶、咖啡、香料和調味品及某些藥物均可引起胃黏膜急性病變。如果我們在生活中不抽菸，少飲烈酒、濃茶、濃咖啡，適當使用香料和調味品，盡量避免使用水楊酸鹽類和消炎、解熱鎮痛類藥物，必須使用時可飯後服用，則可減少其對胃黏膜的刺激。②物理刺激：過燙、過冷、過於粗糙的食物，以及 X 線照射均可損傷胃黏膜，引起炎症改變。所以我們在進食時要細嚼慢嚥，進食物品要冷熱適度，盡量避免 X 線照射，則可避免這些因素對胃黏膜的刺激。③細菌及其毒素：日常接觸中的家畜、家禽、肉、魚及蛋中常有沙門菌寄生，海產品如蟹、螺、海蜇等可帶有副溶血弧菌。這些致病菌常可引起胃黏膜的急性炎症。因此我們進食這些食品時一定要注意是否新鮮，如果變質了，不要食用。急、慢性胃炎除免疫因素外，只要我們注意勿長期酗酒；

預防膽汁逆流；勿暴飲暴食、精神緊張，加強鍛鍊，就可避免胃病的發生。

20. 胃病的預防

《素問・四氣調神論》說：「聖人不治已病治未病，不治已亂治未亂，此之謂也。夫病已成而後藥之，亂已成而後治之，譬猶渴而穿井，鬥而鑄錐，不亦晚乎。」指出了未病先防的重要性。主要措施如下：

(1) 心情舒暢，增強體質

《素問・上古天真論》說：「恬淡虛無，真氣從之，精神內守，病安從來？」因為心情舒暢，肝氣調達，脾胃旺盛，身體才能隨之強壯。經常參加體育活動，臟腑機能旺盛而協調，就會增強抗病能力，正如漢代醫學家華佗所說：「人體欲得勞動，但不當使極耳。動搖則穀氣得消，血脈流通，病不能生。譬猶戶樞，終不朽也。」

(2) 起居有常，勿使過勞

起居有常是指生活要有規律，符合生理需要，如學習、工作、勞動、休息、睡眠都要有適當的比例；過度疲勞往往為各種疾病打開方便之門，腸胃病也是一樣。中醫認為，勞倦可以耗氣傷脾，即精神過度緊張，身體過於疲勞，起居失去規律，常可導致腸胃分泌和運動功能的紊亂，消化機能降低，為疾病

的發生構成了條件。所以在日常生活中，應該做到起居有常，防止過勞，既要提高工作效率，又要保證足夠的睡眠和休息；飽食後不要做激烈運動和重體力勞動，工作緊張時更要堅持保證一定的休息和娛樂，以調濟精神體力，保持腸胃的正常消化機能，做到有張有弛，勞逸結合。

(3) 扶助脾胃功能

對先天稟賦不足，脾胃虛弱者；或後天飲食不節，勞倦過度導致脾胃虛弱者，應積極採取扶助脾胃功能的措施，防止本病的發生。

(4) 服藥

根據脾胃虛弱的證候表現，予以辨證用藥。

脾陽不足證：證見神疲乏力，食少納呆。脘腹脹滿，胃脘怕冷，四肢欠溫，大便溏薄，舌質淡，脈軟弱。宜溫陽健脾，方用黃芪建中湯加減。常用藥物有：黃芪、白芍、桂枝、炙甘草、生薑、大棗、黨參、白術、陳皮等。若脾胃氣虛明顯，證見倦怠乏力，食難消化者，宜健脾和胃，方用香砂六君子湯加減。常用藥物有：木香、砂仁、陳皮、半夏、白術、茯苓、黨參、扁豆等。

胃陰不足證：證見身體較瘦，口燥咽乾，易飢餓嘈雜，大便乾結，舌質紅少苔，脈細。宜滋陰益胃，方用養胃湯加減。常用藥物有：沙參、麥冬、玉竹、生扁豆、桑葉、石斛、桔梗、

烏梅等。兼氣陰兩虛，證見口燥咽乾、神疲氣短者，宜養胃陰而益氣，加黃芪、太子參。

(5) 針灸

脾陽不足證，取穴：脾俞、中脘、足三里、內關、三陰交。方法：針與灸，隔日一次。

胃陰不足證，取穴：胃俞、中脘、足三里、內關、三陰交。方法：針用補法，隔日一次。

(6) 按摩

運脾健胃：取坐位或仰臥位，兩手掌分別貼附在上腹部和下腹部，做順時針旋轉摩動，左手旋轉與右手相碰時，可越過右手背繼續摩動。

旋摩全腹：體位同前，左右兩手重疊，右手掌心在下貼附在臍上，左手掌心叩放在右手掌背，兩手均勻用力做順時針旋轉摩動，由臍部開始逐漸加大範圍至全腹部。

指推小腿：用兩手的虎口，分別按在兩膝蓋以下內、外兩側，用力沿小腿內、外側，做直線指推，直推至足踝，反覆推數十次。此法可疏通脾胃經絡，增進脾胃功能。

(7) 藥膳

脾陽不足證：選用益脾餅（《醫學衷中參西錄》）。配方：白朮三十克，乾薑六克，紅棗兩百五十克，雞內金一百五十九克，麵粉五百克，菜油、糖適量。製作：將白朮、乾薑用紗布

包好並加入紅棗；小火熬煮一小時，去藥包與棗核，把棗肉攪拌成棗泥，與雞內金粉、麵粉混合，加水和成麵團，做成薄餅，用小火烙熱即成。常服。

胃陰不足證：選用玉參燜鴨（《大眾藥膳》）。配方：玉竹五十克，沙參五十克，老鴨肉一隻，蔥、薑、味精、精鹽各適量。製作：先將鴨肉、沙參、玉竹放砂鍋內，加水適量，小火燜煮一小時，至鴨肉爛熟，加調料。飲湯食肉。每週一到兩次。

本病的預防除以上各項措施外，還可以配合氣功、太極拳（劍）及其他體育運動，以增加體質，提高脾胃抗病能力，防止本病的發生。

21. 胃病的遏制

防患於未然，是最理想的願望和目的，但若本病已經發生，則應爭取早期診斷、早期治療，以防止本病的發展。在防治本病的過程中，一定要掌握本病發生、發展的規律，從而進行有效的治療。

（1）早期診治

在胃炎初發時，若能辨證明確，診斷無誤，採用相應的治療、方藥，則一般能夠治癒。若因失治，或治不對症，遷延日久，由實轉虛，則較為難治。因此，要注意早期診治。

(2) 根據疾病的傳變規律，既病防變

人體是一個有機整體，臟與臟、臟與腑、腑與腑之間在生理上是相互協調、相互促進的，在病理上則相互影響。當某一臟腑發生病變時，會影響別的臟腑功能。故在防治臟腑病變時，不能單純考慮一個臟腑，而應注意調整各臟腑之間的關係。《素問‧玉機真藏論篇》雲：「五藏相通，移皆有次，五藏有病，則各傳其所勝。」即是說明了臟腑之間疾病可以相互影響。因而，我們主張根據其傳變規律，實施預見性治療，以控制疾病傳變。《難經‧七十七難》說：「所謂治未病者，見肝之病，則知肝當傳於脾，故先實脾氣，無令得受肝之邪。」這是根據五行生克規律提出的已病防變法則的具體應用。在腸胃病的治療中，也要採取預見性的治療，防止併發症的產生。如對於慢性萎縮性胃炎的腸上皮化生，除了積極治療外，還要加強隨訪及定期複查，以防止癌變的發生。

22. 胃病的調養

病後防復是指腸胃病經過治療後，病情得以控制，病情處於緩解階段時，預防本病的復發。俗語「病來如山倒，病去如抽絲」，即形象的說明了病後機體尚處於待復狀態，氣、血、津、液的耗傷還沒有得到完全恢復，此時，稍有不慎，加之原有病灶便可引起病情遷延和復發。所以在本病初癒或緩解階段要特別注意防止復發。

「病後」是機體處於重建陰陽平衡的時期，所以說此時的飲食、精神、藥物、藥膳等應綜合調理。增強禦病之「正氣」，是病後防復的重要措施。

(1) 飲食

飲食不當與復發的關係極為密切，但各人的情況並不相同，病人本人最清楚吃什麼東西容易復發，應提示病人總結自己病情復發的經驗教訓，予以遵守。一般情況下，對病不利的食物如辛辣、濃茶，可以不吃；對油膩多、不易消化的食物應少吃；對飲食習慣不適應的病人應逐步鍛鍊適應。

(2) 精神

要做到思想清靜、少私寡欲、保持樂觀的精神。思想清靜，並非指「超塵出世」的逃避現實的思想，而是求得精神的安寧、健康；少私寡欲就是要節制各種不良的欲望，消除妒嫉的心理等；保持樂觀的精神可使氣血和暢、營衛流通、精神暢達。精神樂觀既要有積極進取的精神，樹立堅定的信念，又要知足常樂。實踐證明，具有開朗性格和樂觀主義精神的人，才能保持樂觀情緒，樂而生喜，喜則養人，氣機調暢，五臟功能正常，則對防止本病的復發具有積極意義。

(3) 藥物

除腸胃病外，還兼患其他疾病者，凡能影響腸胃病復發的藥物均應不用、少用，或同時加服保護胃黏膜的藥物。對胃黏

膜屏障有損傷作用的藥物如水楊酸製劑、腎上腺皮質激素類、保泰松、辛可芬、組胺、咖啡因、胰島素以及某些抗生素等均須慎用。同時注意感冒，一旦患了感冒，一般對能損傷胃黏膜的抗感冒藥最好不服，改用其他中藥，必須用上述藥品時，就在飯後服；用量宜小。

23. 胃病的心靈護理

得了腸胃病護理很重要。俗話說：三分看病，七分養。這個「養」字裡面包含著很多成分。對於急性腸胃炎來說，由於來勢猛，病程短，如用藥及時便可在較短時間內痊癒；可對於慢性腸胃病的患者來說，要想徹底康復，則需要有一個比較長的調養、護理階段。

凡是精神飽滿、鬥志旺盛的病人，治療的收效一般都比較快而好，反之，凡是精神萎靡不振、思想顧慮重重的病人，一般療效都比較慢而差。這些療效上的差別，反映了人的精神狀態在慢性病治療中不可忽視的作用，也說明了心靈護理的重要性。

(1) 慢性腸胃炎病人的常見思想顧慮

由於本病是一種慢性病，具有病程長、反覆發作、部分病人可能出現某些併發症的特點，所以病人常見的思想顧慮有：

① 急於求成，對治療方法信心不足，甚至不安心治療。

② 只想到發展為潰瘍甚至癌變的惡果，對好的結局考慮不多。

③ 認為暫時治好也不能根除，容易復發，治不治都一樣，因而不能積極配合治療。

(2) 解除病人思想顧慮的方法

① 進行有關慢性腸胃炎的發病原因、治療方法、預防復發的常識教育，使病人正確認識本病，做到心中有數，積極配合。

② 鼓勵病人樹立戰勝疾病的信心，保持精神愉快，心情開朗，不被某些較嚴重的併發症所嚇倒。

③ 要重視向疾病作鬥爭的具體事，不單純依賴藥物的作用。

24. 胃病的生活護理

生活護理的任務是對一般病人給予合理的生活指導，協助重病人搞好飲食、排便、臥位及洗漱等生活照顧。

普通的腸胃病病人，生活多能自理，醫務人員對其生活指導，主要是每天安排適當的學習、休息、體育、娛樂、睡眠的時間比例。做到適時起居，生活有規律，不過度勞累，保證足夠的睡眠時間，勞逸結合，防止消極靜養。

對於有併發症的慢性腸胃炎病人的生活護理，要區別對

待。如對併發消化道出血的病人，在出血期，病人應臥床休息，待出血停止後，可逐步下床活動，但要注意安全，防止跌傷；對有中度以上貧血的病人入廁也要警惕昏倒等。

25. 胃病的飲食護理

飲食不當是導致腸胃病的主要因素之一，發病之後，又影響飲食，若不重視飲食護理，易致營養不良，這在本病的治療與康復過程中是不可忽視的問題。因此，對腸胃病病人應特別強調飲食調養。主要措施有以下三點：

(1) 節制飲食

食物的營養補充，對治療有利，但過量飲食，則反而有害，「飲食自倍，腸胃乃傷」即是此意。故在發病過程中不可勉強進食；本病初癒。腸胃功能逐趨正常，最忌驟然暴食。《景嶽全書》指出：「不欲食，不可強食，強食則助邪；新癒之後，胃氣初醒，尤不可縱食。」對慢性胃炎少食多餐就是一種節制飲食的好方法；如《外台祕要》所雲：「食欲得少而數，不欲頓而多，多即難消也。」闡明了少食多餐的重要意義。

(2) 選擇飲食

飲食調養，不僅要注意飲食的數量，而且對飲食的軟硬、冷熱、生熟、品種等方面，也不應忽視。脾胃虛寒，常因進食生冷硬食而加重；胃中熾熱，進食辛辣則助熱生火；痰濁中

阻，進食肥甘厚味則助濕生痰，則痰濕更盛。所以，除依據病情選擇流質、半流質、軟食及普通飲食外，還應依其病症選擇飲食。一般寒證宜溫，熱證宜涼；陽虛則厚味溫補，陰虛則淡味滋養。

(3) 飲食禁忌

在治療時，飲食禁忌也是十分重要的。有些病人治療難癒，或癒而復發，不少是與忽視飲食有關。《素問‧熱論篇》指出：「病熱少癒，食肉則複，多食則遺，此其禁也。」表明飲食禁忌在治療疾病中的重要性。對於慢性胃炎病人，辛辣酒食及肥甘厚味當禁忌或慎食。此外，還應注意藥物與食物之間的關係。如服中藥一般忌嗜茶等。

26. 急、慢性胃炎患者的護理

(1) **休息**——症狀明顯時如疼痛、飽脹影響食欲等可短暫休息，一般情況可參加輕工作。

(2) **幫助患者祛除病因**——避免進食刺激性食物，積極治療口腔、鼻、咽喉的慢性感染灶，保持口腔衛生，養成漱口習慣，可消除口腔內殘渣，幫助和勸告患者戒菸、戒酒，盡量少用對黏膜有刺激性的藥物。

(3) **心理護理**——因症狀加重或反覆發作會使患者產生緊張恐懼心理，顧慮會發展成胃癌。護理人員應耐心的給予

解釋和安慰，說明患者消除緊張心理狀態，使其樹立信心，認真對待疾病，其中定期胃鏡檢查很有必要。

(4) **飲食護理**——進食富含蛋白質、維生素的食物，細嚼慢嚥，使食物充分消化，避免刺激性食物，胃酸缺乏者可酌情食用酸性食物如山楂等。

(5) **疼痛護理**——腹痛可給予局部熱敷，可按摩，也可針灸和藥物治療。

(6) **健康教育**——指導、加強對患者的飲食衛生和飲食管理，強調有規律飲食的重要性，消除一切刺激胃黏膜的因素，幫助患者掌握胃炎的自我護理事項，囑患者定期到門診複診。

27. 胃潰瘍患者的護理

(1) 非手術治療的護理措施

① 安排病人入住環境安靜的病室，以減少刺激、消除焦慮；經常與病人接觸，向病人說明本病的發病規律和治療效果，增強其對治療的信心；指導病人保持樂觀情緒和採用放鬆療法，分散病人的注意力。

② 告知病人合理飲食的重要性，指導規律進餐，少食多餐，即每日安排四到五餐。定時進餐，使胃酸分泌有規律。每餐不宜過飽，以免胃竇部過度擴張而刺激胃

酸分泌。進餐要充分咀嚼以助消化。選擇營養豐富、易消化的食物，酸辣、生冷、油炸、多纖維食物、濃茶、咖啡、酒類能增加胃酸分泌，均應禁忌。過冷過熱的食物也會刺激胃黏膜，故食物溫度以接近體溫為宜。

③ 按時給病人服藥，密切觀察療效和藥物的不良反應。奧美拉唑（Omeprazole）可引起頭暈，特別是用藥初期應囑咐病人避免從事注意力高度集中的工作。枸櫞酸鉍鉀用後呼出氣有胺味，舌苔和糞便染黑，無其他不良反應，囑病人不要緊張。米索前列醇主要副作用有輕度腹瀉、腹痛，還可引起子宮收縮，孕婦忌服。H2 受體拮抗劑不良反應主要有乏力、頭痛、嗜睡和腹瀉，其中西咪替丁尚有抗雄性激素作用，長期應用可引起男性乳房發育和陽痿。為加強硫糖鋁的療效，將其嚼成糊狀後溫水吞服，偶有口乾、噁心、胃部不適、腹瀉、皮疹、瘙癢和頭暈等。鹼性抗酸藥由於需多次服藥和長期服藥可能帶來不良反應，只可作為加強止痛的輔助治療，阿莫西林用藥前應先做青黴素過敏試驗，陰性者方可使用。抗膽鹼藥物可引起胃腸運動減弱，延緩胃內容物的排空，引起胃竇部滯留現象，現不主張單獨應用。藥物治療期間，發現異常現象要及時和醫生聯繫並配合處理。

（2）重症病人的護理

① 潰瘍病合併急性大出血——安置病人絕對臥床休息，嘔血時取半臥位或去枕平臥頭偏向一側。安慰病人，說明情緒安定有助於止血，而精神緊張可加重出血，必要時遵醫囑酌情使用鎮靜劑。密切觀察嘔血、黑便的量和性狀、次數、誘發因素和生命徵象、意識情況等，及時做好記錄。遵醫囑迅速採取止血措施，如口服或注射止血劑，胃潰瘍出血可採用去甲腎上腺素六到十毫克加冷鹽水兩百到三百毫升洗胃（緊急時可口服）。嚴重嘔血或伴有嘔吐者，應暫時禁食八到二十四小時，小量出血可給少量流質飲食以中和胃酸，等病情穩定後過渡到軟食。嘔血停止後幫助漱口以清潔口腔，遵醫囑靜脈輸液輸血，必要時建立兩條輸液通路，保證輸液輸血通暢。病人住院期間數次反覆大量出血或過去有多次出血史，或持續出血六到八小時內輸血六百到九百毫升及其他非手術治療血壓仍不穩定者，應及時與醫生聯繫，考慮手術治療。

② 潰瘍病急性穿孔——按胃潰瘍非手術治療的護理，但應特別注意以下措施：禁飲食持續有效的胃腸減壓；配合醫生觀察病人腹部情況，包括腹痛的過程和範圍、腹肌緊張情況、壓痛的部位、程度和範圍、肝濁音和腸鳴音的變化等；配合做好 X 線檢查；遵醫囑

59

輸液、應用抗生素。對於全身情況好、空腹穿孔的病人，經上述處理穿孔有望閉合，反之，如全身情況和腹部情況不斷惡化，則應與醫生聯繫以便及時手術。

③ 潰瘍病合併幽門梗阻——病人應臥床休息，安排舒適的體位，視梗阻情況進流質飲食或禁食。禁食期間靜脈輸液，保持水、電解質與酸鹼平衡和營養需要，必要時採用全胃腸外營養（TPN）療法。觀察水、電解質和酸鹼平衡指標變化、嘔吐情況，記錄出入液量，每日早、晚各洗胃一次，可減輕黏膜充血和水腫，緩解梗阻。必要時行胃腸減壓，配合做好 X 線鋇餐檢查和纖維胃鏡檢查。

（3）手術治療前的護理

除遵循圍繞手術期常規護理要求外，重點做好以下工作：

① 對病人的擔心表現理解和同情，寬慰病人，使之保持良好的心理狀態。向病人和家屬解釋手術方式、原理和有關注意事項，增加對手術的了解和信心。胃潰瘍惡變的病人，注意保護性醫療制度。

② 指導病人攝取合理的飲食，以加強營養、提高手術耐受力，必要時輸蛋白製劑或新鮮血，糾正貧血和低蛋白血症。不能經口進食者考慮空腸造瘻管飼飲食或給予 TPN。

③ 對潰瘍病大出血病人，術前護理的重點是積極採取抗休克措施，按失血性休克病人進行護理。

④ 對於潰瘍病急性穿孔的病人，特別應注意早期做好胃腸的減壓。

⑤ 對瘢痕性幽門梗阻病人，術前護理同非手術治療的有關護理措施，積極糾正已經存在的水、電解質、酸鹼平衡失調；根據梗阻程度控制飲食；術前兩到三日每日用溫生理鹽水或高滲水洗胃，以減輕長期梗阻導致的胃黏膜水腫，以防止術後吻合口癒合不良。

⑥ 對擬施行高選擇性迷走神經切斷術的病人，術前常規護理同胃大部分切除術。同時應做好胃液分析標本的採取，測定病人的基礎排酸量（BAO）、最大排酸量（MAO）和十二小時泌酸量，以便和術後對照，判斷神經切斷是否徹底。

(4) 手術後的護理

① 病人完成手術回病房後，應採取平臥位，麻醉作用解除後血壓平穩可改為半臥位，禁食期間應靜脈輸液，必要時輸血。切口疼痛，遵醫囑酌情使用鎮靜、安定藥或止痛劑。

② 定時測量病人的血壓、脈搏、呼吸、體溫，休克者還應注意神志、尿量和末梢循環情況，觀察腹部情況，

有腹膜炎者更應注意。對胃大部分切除術後和迷走神經切斷術後還應特別注意各種併發症發生的早期症狀和體徵。

③ 務必保持胃腸減壓通暢,觀察並記錄抽出液的性狀和數量,做好口腔護理,當腸蠕動恢復肛門排氣且無其他併發症時即可停止胃腸減壓、拔除胃管。迷走神經切斷術的病人胃腸減壓時間要適當延長,以待胃腸功能恢復良好。

④ 嚴格飲食管理,術後禁飲食,待腸功能恢復並在拔除胃管後當日可少量飲水,每一到兩小時一次,每次二十毫升;無不適時次日可給半量流質飲食,每次五十到八十毫升;再次日可給全量流質飲食,每次一百到五百毫升,應避免食用如牛奶、甜食等易產氣的食物。術後兩週內給予半流質飲食,少食多餐。術後兩週以後可進軟食,但仍要少食多餐。

(5) 健康教育

① 消化性潰瘍是常見的慢性病,症狀較輕時易被病人和家屬忽視,護理人員應向病人及家屬宣傳潰瘍病的基本知識,如病因、誘因、規範治療的重要性和家庭自我護理的方法。

② 做好心理疏導,使病人保持良好的心理狀態,掌握放

鬆的技巧，減少生活和工作中的壓力。

③ 認識規律生活和休息對潰瘍病恢復的重要性，堅持進行長期的飲食調節，和病人及其家屬共同制定飲食護理方案，改變不良飲食生活習慣。

④ 掌握藥物的正確使用和不良反應的觀察、潰瘍病常見併發症的表現及其觀察，堅持定期作檢查，做到有效的預防和自我護理。

⑤ 年齡偏大的胃病病人，囑其要定期複診，注意惡變。手術治療的病人，術後除注意飲食調節外，還要做到勞逸結合，以利於康復。術後一個月內可散步和進行生活性自理活動，三個月內可從事輕體力活動，三個月後可恢復一般工作。出院後發現以下情況，如切口部位疼痛、紅腫、腹脹、肛門停止排便和排氣等，應及時就診。

28. 胃癌患者的護理

（1）胃癌病人的護理

① **休息**——早期胃癌經過治療後可從事輕工作，晚期患者則需臥床休息，惡液質患者做好口腔皮膚護理，及時翻身，預防合併症發生。

② **飲食**——高熱量、高蛋白質易消化的食物，少量多

餐，如有幽門梗阻應禁食，必要時行胃腸減壓、靜脈補液等。多食含有維生素 C 的疏菜、水果，少食醃製品、燻製食物、油煎和含鹽高的食物。要注意飲食衛生，不食黴變的食物，避免刺激性飲食，防止暴飲暴食。化療患者往往導致食欲減退，應多鼓勵患者進食，必要時靜脈補液。

③ **化療**——密切觀察化療期間藥物的副作用，一旦出現噁心、嘔吐、脫髮、肝腎功能異常和血尿應及時報告醫師，以採取相應措施。

④ **腹脹的處理**——給予熱敷、針灸，如出現劇烈腹痛、有穿孔等併發症可能時，及時報告醫師，同時請外科會診考慮手術治療。對需要行手術治療的患者必須做好術前、術後的身心護理。

⑤ **其他**——對有胃息肉、萎縮性胃炎、胃潰瘍等與胃癌變發生有關的患者，應不定期隨訪胃鏡或 X 線檢查，以便早期發現癌變。

(2) 胃癌病人的康復評定

康復評定

① **精神情緒障礙的康復評定**——流行病學調查研究證明，社會心理因素是胃癌的發病因素之一。胃癌的發生與憂慮、焦急、緊張等心理狀態有關，患胃癌後又

可導致或加重焦慮、抑鬱等情緒反應。

② **焦慮**——胃癌患者確診後，手術前均可產生恐懼、焦慮的情緒反應，術後又擔心復發，心情緊張，病後需要補充營養，但由於消化吸收障礙也會引起反應性焦慮。從診斷後的恐懼、緊張等焦慮情緒反應到焦慮性精神障礙雖然沒有絕對界限，但是判斷患者是否存在異常的心理狀態很重要，具體評定就用焦慮自評量表（SAS）。

軀體殘疾和功能障礙的康復評定

① **器官缺損和功能不全**——胃全部或大部切除、胃空腸吻合術後，胃液部分或全部缺失。食物由食道直接進入小腸，缺少在胃的消化吸收，其溫度、滲透壓、酸鹼度幾乎沒有改變，十二指腸生理作用也發生改變，內因數分泌減少或缺乏，使維生素 B12 和鐵的吸收發生障礙，從而造成貧血。

② 消化和代謝功能障礙

傾倒綜合症——由於胃切除術後胃容量變小，食物很快進入小腸，腸道為了盡快消化吸收，就要大量分泌消化液，使碳水化合物很快被吸收，機體出現血糖升高現象。此變化多發生在開始進流食特別是進甜食後，表現為進食三十分鐘以後出現上腹脹滿、不適、噁心、心慌、出汗、眩暈、面色蒼白、無力等症狀，為早期傾倒綜合症徵。也有患者表現為飯後兩到三小時才出現冷汗、頭暈、意識障礙等症狀，為晚期傾倒綜合症

徵。這是由於血糖升高後，機體又反應性的大量分泌胰島素致使血糖急劇下降的緣故，評估時根據患者臨床表現和發生時間作出判斷。

逆流性食道炎、口腔炎——發生於全胃或畢氏 II 式手術後，評估時根據嘔吐物的顏色、性質、嘔吐次數或口腔黏膜的顏色、口腔食道黏膜燒灼感的程度以及患者進食時的反應作出判斷。

腹瀉——發生在手術後兩到三週內，常為水樣便。

空腸梗阻——多發生於術後七到十四日，表現為食後噁心、嘔吐，嘔吐物為膽汁，並有上腹部脹痛。

體液內平衡失調——患者由於進食減少、噁心、嘔吐、胃出血、胃腸道梗阻等原因，造成水和電解質平衡失調。可根據皮膚黏膜的顏色、溫度、皮膚彈性有無改變、口唇有無乾燥、血壓、脈搏、末梢循環有無變化和水電解質檢測結果作出評估。

全身營養狀況評定

① **貧血**——全胃切除可致鐵吸收障礙而發生小細胞低色素性貧血，由於胃切除後內因數缺乏而使維生素 B12 吸收發生障礙，易發生大細胞性貧血，評估時根據手術史、臨床表現和實驗檢查作出判斷。

② **營養不良**——由於進食減少或禁食、噁心、嘔吐或疼痛、心理負擔過重而導致食欲不振，以及腫瘤生長對機體消耗均可導致營養不良發生。評定全身營養狀

況用體重、白蛋白、淋巴細胞總數、尿肌酸酐／身高指數等指標。當體重減輕超過平時體重的百分之十、白蛋白小於三十五克／公升、淋巴細胞總數小於一百六十三點五／公升、尿肌酸酐／身高指數異常時為全身營養不良，白蛋白小於三十克／公升、淋巴細胞總數小於一百零九／公升時為重度營養不良。

（3）胃痛病人的康復指導

中國醫學認為，脾胃為後天之本、氣血化生之源。胃是重要的消化器官，胃癌造成的病損不但可引起消化功能紊亂，而且導致全身營養不良，並伴隨出現心理行為問題，因此癌症的康復應採取綜合措施。

精神情緒障礙的康復

① **盡早控制情緒應激**——胃癌的診斷對患者來說是一種可怕的刺激，多數人會自然把癌症與死亡聯繫在一起。因此，在通知患者診斷時要注意以恰當方式、適當時機，同時告知治癒的希望。手術前讓患者了解手術效果和可能出現的併發症及預防措施，使之有心理準備，不致發生情緒波動，必要時可讓接受過類似手術且已取得良好效果的患者作勸說、交流。同時應取得親屬的積極配合和支援。控制情緒反應對於順利開展治療和手術後康復是非常有用的。

② **情緒障礙**——胃癌患者多見的情緒障礙為抑鬱、焦慮，尤其是發病與長期憂慮、緊張有關的患者更易發生。情緒障礙的治療主要採用心理治療方法，以支持治療為主，適當配合認知療法、放鬆訓練等，必要時配合藥物治療。抑鬱症常選用三環類藥物，如丙咪嗪或阿米替林。焦慮明顯者常選用抗焦慮藥，常用地西泮。新一代抗焦慮藥物如帕羅西汀、舍曲林、氟西汀等不僅抗抑鬱，同時也有抗焦慮作用，可酌情選用。

軀體殘疾和功能障礙的康復

① **傾倒綜合症徵**——應指導患者採取少量多餐的進食方法，讓食物少量多次進入胃、腸。合理調節飲食，適當多進蛋白質、脂肪含量多的食物，控制碳水化合物攝入量，並使患者逐漸適應飲食調節，必要時餐前三十分鐘口服抗膽鹼藥，飯後再臥半小時。

② **逆流性食道炎、口腔炎**——囑患者進流質、半流質飲食，避免進過硬、過熱、刺激性強的食物，避免食物有異味，避免進食環境中的惡性刺激，以防誘發嘔吐。指導患者進食後不要平臥，應當保持坐位或半坐位十五到三十分鐘，必要時給予止吐藥或胃動力藥。

③ **腹瀉**——指導患者飲食應限制或減少乳製品，限制脂肪攝入量，並給予消化酶製劑和利膽劑。

④ **空腸梗阻**──囑患者應禁食禁水，並為其插入胃管進行胃腸減壓，吸出梗阻的胃內容物，同時為患者輸液，糾正水和電解質紊亂，改善患者一般狀況，如果病情仍不減輕應及時進行手術治療。

全身營養狀況的康復

為患者提供高熱量、高蛋白質以及其他營養豐富、容易消化的食品，同時注意改善進食環境、促進食欲。不能進食的患者由營養管滴注要素飲食。根據病情需要給予全胃腸外營養，通常由靜脈輸入患者所需要的蛋白質、脂肪、碳水化合物、維生素、微量元素、電解質和水分，以達到營養治療的目的，是延長癌症患者生命的重要措施。

日常生活能力的康復

① **保持樂觀的精神狀態**──良好的精神狀態、積極的情緒和健康的心理會使人體的各種功能協調一致，促進胃腸道功能的恢復。

② **生活規律**──規律性起居，定時進餐，定時睡眠，注意休息，減少各種不良刺激，保證大便通暢。

③ **飲食保健**──應少食多餐，進食時細嚼慢嚥，注意營養素搭配，保證機體需要，應限制食用過油、過鹹、辛辣、刺激性食品。過冷、過熱、過甜的食物也要限

制，禁止飲酒。

(4) 胃癌病人的中醫康復措施

康復階段的胃癌患者正氣虛衰表現突出，主證為脾胃虛寒、胃陰耗竭、氣血兩虧，另有痰濁、瘀血、氣滯等症存在，康復治療以扶正為主，適當配合理氣、祛痰、化瘀、清熱等法。

① **調攝心靈**——具體方法有說理開導法、心靈相勝法等。娛樂康復法如音樂、歌舞、琴棋書畫、戲劇、遊戲等也有調攝心靈的作用。

② **傳統體育康復方法**——氣功、太極拳是行之有效的方法。

③ **針灸**——傾倒綜合症針足三里、中脘、下脘、梁門、內庭，補瀉兼施灸足三里、胃俞、氣海。化療後消化道反應重者，針足三里、內關、外關、內庭等穴，用瀉法。晚期患者胃痛甚者針足三里、中脘、補瀉兼施，公孫穴用瀉法。脾胃虛寒、食入複出者針氣海、關元、足三里、膈俞，均可針後加灸，耳針可取胃、脾、肝等穴位。

④ **推拿**——施行根治術的患者，如胃脘脹滿、打嗝、噁心、嘔吐，得點按足陽明、足太陰，任脈經穴，配合選用上腹橫摩法、腹部餘摩法、臍周圍摩法、背部拳揉法等。未行根治手術的患者，胃脘部不宜推拿，常

選用足三里、胃俞、氣海、內關等穴,每次飯後一小時用掌心按摩十五分鐘。

⑤ **飲食康復**——根治手術後患者宜選用山藥蓮苡粥、苡仁粥;胃虛寒者用豬肚一個、胡椒三十克,適當加入調料煮熟食用;便祕腹脹者用萊菔子粥;晚期體質弱進食少者選用紅棗燉兔肉、大棗營養粥、銀耳甜羹等。

⑥ **中藥康復**——中氣虛弱、胃氣上逆證,則為健中補氣、和胃降逆,方以參苓白術散合小半夏湯加減。中虛氣滯證,治則為補中理氣,方以香砂六君子湯加減。脾胃虛寒證,治則為溫中散寒,方以附子理中湯加減。氣血兩虛,治則為補氣血,方以人參養榮湯或八珍湯加減。

29. 胃病患者的心理護理

(1) 胃病容易出現的幾種心理狀態

疾病改變了一個人生存的正常狀態或生活模式。生活規律的破壞成為一種極為強烈的信號,衝擊著病人的內心世界,改變其原來的精神狀態和生理狀態,再加上對病痛的體驗,不僅會把病人的注意力集中到病體上,還會影響到其心理狀態,改變他的社會適應能力、自我評價乃至人格特徵。一般來說,患

病者最常出現下列心理特徵：

①　**焦慮恐懼情緒**——患病時心理應激引起矛盾衝突容易
導致焦慮、憤怒、束手無策、絕望、罪惡、羞愧、厭
惡等不愉快情緒。病人常為病痛滯留而煩躁不安，懼
怕診斷不清而常常到幾所醫院就診，反覆詢問醫務人
員。也有的病人因懼怕證實診斷而不敢到醫院求醫，
進而表現出健康人的神態、做力不從心的工作，以
示健康狀態良好，同時對身體不適疑惑不解、失眠、
食欲不振，抵抗力越發降低。還有些病人明知自己有
病卻怕別人提及自己的病痛，在他人面前故作談笑自
若，以掩飾自己的恐懼、焦慮情緒。

　　焦慮是病人對疾病危害所產生的情緒反應。住院病人從熟
悉的工作、家庭環境來到陌生的醫院環境，焦慮情緒往往容易
加重。病人的焦慮反應表現多種多樣，如肌肉緊張、出汗、搓
手頓足、緊握拳頭、面色蒼白、脈搏加快、血壓上升等。在這
種情境中的病人往往對困難估計過高，過分關注軀體的微小不
適，對環境刺激過於敏感，對挫折容易自我責備，情緒起伏特
別強烈。

　　高度的焦慮不僅可以增加生理和心理的痛苦，而且會對治
療過程產生不利影響。

②　**依賴性增加**——病人在患病時自然會受到親人和周圍
朋友的照顧，成為人們關心、幫助的中心。患者自己

有意無意的變得軟弱無力，對事物無主見，對自己日常生活管理的自信心不足，被動性增加，事事都要依賴別人，或因為難以勝任而不願去做。此外，病人的行為變得幼稚，為喚起別人的注意故意呻吟不止，見到親友來訪會一反常態變得異常熱情，或病前表現較為大膽潑辣而此時卻變得提心吊膽、小心翼翼、猶豫不決、畏縮不前。因此，應該預料到病人在患病時的行為可倒退到不像健康時所具有的那種成熟的水準，應該允許病人充分的、適宜的倒退和依賴他人。

③ **自尊心增強**——病人希望得到重視。有一定社會地位的病人有意無意的透露自己的身分，而讓人知道他的重要性。有些病人透過與醫務人員親切的感情交流使自己被破格對待，那些不善交際的病人則希望得到一視同仁的關照。病人認為他應該得到別人的關懷和照顧。

④ **揣測心理**——久治不癒或反覆發作的病人顧慮較多，往往猜測患了不治之症，病情稍一好轉就情緒高漲，稍有新發展的症狀就容易聯繫到另一種疾病。這種病人接觸醫生多，聽的病名多，對各種化驗、檢查結果和藥物療效等比較熟悉。不少病人經常翻閱關於自己所患疾病知識的書籍，對疾病的發生、發展和預後有所了解，所謂「久病成醫」。揣測心理嚴重的影響病

人的身心健康，使本來可以早日治癒的病變恢復得較慢，甚至趨於惡化。

⑤ **恐癌心理**——不承認是患了癌症。有些病人在病症治癒後不承認是治療成功，相反認為是當初診斷錯誤。有些病人懼怕診斷為癌症，只承認症狀而不承認診斷。

⑥ **主觀感覺異常**——病人認為周圍的環境對健康不利，願意住進醫院，以受到醫院的保護和重視。但到了新的環境又對周圍的聲、光、溫度、濕度等感覺特別過敏，如怕光、怕嘈雜等。有時過分注意身體的變化，整日訴說這裡不適那裡不好、這裡痛那裡麻，會聽到自己的心跳、呼吸和胃腸道蠕動的聲音，在安靜時更為嚴重。對身上衣服的不舒服感增強，對飲食不滿意而常有挑剔。這些病人始終處於焦躁不安狀態，不利於健康恢復。

⑦ **情緒不穩定和易衝動**——在臨床上最常見的是病人情緒變得不穩定，遇事易激動。這通常是人在與疾病和環境變化的抗爭中不能自拔而激起的情緒發洩。慢性病人常有很多怨言，對人冷漠無情、脾氣暴躁，有時好嘮叨、愛生氣甚至易哭泣，有時反覆念叨「我為什麼得這種病」或「這病為什麼偏偏讓我得」，表現行為、情感退化，不能忍受疾病給他帶來的壓力和痛

苦，顧慮疾病對他的家庭、工作、前途帶來影響。因此，常感到周圍一切都不順心，聽到和自己觀點一致的語言認為對方同情自己而落淚，聽到相反意見會認為對方不重視自己而大發雷霆，變得固執。有的病人對外界一些刺激反應較為敏感，如看到重病人易產生恐懼感，經常處於焦慮、緊張狀態，或者怕痛、怕開刀、怕留下後遺症而終日惶惶不安。

⑧ **藥物依賴和抗藥心理**——有的病人特別迷信某種藥物，認為要治好病非它不可，這叫做藥物依賴心理。也有病人由於長期服用某種藥物或某種藥物副反應大，病人難以忍受，故而對某種藥物產生懼怕，甚至乾脆拒絕服用藥物或偷偷的將藥扔掉，這稱之為抗藥心理。

（2）胃病患者的心理護理

根據慢性期病人的心理特徵必須做到關心體貼病人，經常和病人談心。了解病人沮喪的原因，幫助他們正確對待疾病，使病人認識到慢性病雖無特殊治療，但只要掌握疾病的規律，在日常生活中加以注意，疾病雖然沒有徹底痊癒，病人是能夠恢復和維持一定健康水準並能夠參加力所能及工作的。說服病人遵照醫囑堅持治療、樹立信心。要調動病人的積極性，增強與疾病鬥爭的勇氣，向病人宣傳生動事例，讓相似病例的病友

現身說法，啟發病人，增強其積極心理因素，提高自身內在康復能力，使病人早日恢復健康。密切注意病人的服藥心理，親自幫助病人服藥，進行耐心解釋，同時在藥物的名稱、顏色和劑型等方面也應下一定功夫，使病人產生良好的心理效應而提高藥效。

此外，不可忽視家屬的工作，家屬對待病人的態度影響著病人情緒。要求家屬和周圍朋友了解病人的病情，理解病人，從各方面幫助病人，使病人感受到社會大家庭的溫暖。

誘導患者建立健康心理。人的精神、思想狀況對疾病的發生發展關係密切，是消化性潰瘍發生或復發的因素。患者的心理活動比健康者活躍，並可產生病態心理，應該了解和重視，透過疾病知識的介紹和護理措施幫助誘導患者建立健康的心理。要向患者家屬宣傳，取得積極配合，滿足患者心理需求，以樹立信心戰勝疾病。醫護人員的言行可給患者產生良好的心理，亦可形成惡性刺激而成為發病的誘因，體貼、關心、幫助患者，做好患者的心理護理。任何疾病要早診、早治，出現症狀需及時求醫，不可自以為是，小毛病而隨便服藥從而貽誤病情。

30. 天氣對於健胃的影響

有些胃痛、腹瀉病人特別怕冷，遇寒受冷便發作，或者症狀加重。還有一些人，一到夏秋季節便會食欲不振，腹瀉頻繁

發作。氣候驟變，受涼著濕，是誘發或加重胃腸病的重要原因。

人與自然是一個統一的整體，人體的臟腑功能活動、氣血運行與季節變化息息相關。一年之中有春溫、夏熱、秋涼、冬寒的四時氣候更替，從而使萬物表現出生、長、收、藏的變化規律。人們生活在大自然中，外界環境包括四時氣候的變化，對人體的生理、病理都有著很大的影響。就天氣對健康的影響而言，急劇的天氣變化能引發疾病，如一次寒潮過後，氣溫急降十°C以下，心腦血管病、哮喘病、胃病就會加重，胃潰瘍出血病人也會大大增加。特殊天氣不利於人體健康，如夏秋之交，便是人們食欲最差、小兒腹瀉發病最高的時候。就氣候對健康的影響而言，在氣候轉化過程中，人體因不適應而導致功能失調，從而誘發疾病或加重病情。如初春時節忽冷忽熱，胃及十二指腸潰瘍極易復發而夏季則易引發霍亂、痢疾等腸胃系統疾病。

《靈樞·本神》說：「智者之養生者也，必順四時而適寒暑。」

關注天氣和氣候，就可因天制宜，避免或減輕氣象原因對人體健康帶來的不利影響。我們要在天氣變冷時，及時添加衣服，注意保暖，防止腹部受涼。胃病患者，在冬春季使用肚兜以保暖禦寒，夏秋季吃點祛暑的食物和藥物，對於防病健身，有一定的幫助。

31. 胃病的四季養生要略

(1) 謹防春寒傷害

春季天氣漸暖，衣服宜漸減，不可頓減，使人受寒。老人氣弱骨疏體怯，風冷易傷腠理，時備夾衣，溫暖易之，一重減一重，不可暴去。

這些雖是針對老年而提出的，實際上對於各年齡層次的人都是適用的，尤其是胃腸病患者，體質多較弱，有著易被病邪傷害的特點，更應引起重視。

中國是世界著名的季風氣候區，多數地區受季風影響，季節變化明顯。冬季受西伯利亞高壓控制，寒冷乾燥形成大陸季風。夏季主要受太平洋副熱帶高壓控制，溫暖濕潤形成海洋季風。而春天則是冬季風和夏季風交替轉換的過渡時期，冷暖氣團互有進退。由於南北不同性質氣團的交爭，中間形成了一個狹窄的過渡地帶──鋒區。鋒區附近的天氣變化十分劇烈。

人們生活在自然環境中，人體內的生理活動也常隨著外界環境的週期性變動而表現出同步的週期性適應變化。冬季氣溫不斷下降，會引起體內腎上腺素、甲狀腺激素的分泌增加，達到體內產熱能力的高度維持。而到了春季，隨著產熱需要減弱，這些物質會減少分泌。但初春天氣冷熱無常，突襲的寒潮會使已經下降的軀體產熱能力應付不了外界自然的變化而得

病。注意保暖，避免一下子脫得過多而受涼，就可以減少寒冷的資訊輸入，透過恆溫的辦法，使機體獲得一點補償，避免得病。

孫思邈曾指出，春天不可薄衣，令人傷寒、霍亂、食不消、頭痛。其所說的霍亂，即以吐瀉為主的嚴重胃腸病。只有注意保暖，加強鍛鍊，以提高抗病能力，才能有效的防止各種疾病的發生。

(2) 健胃與夏季飲食

炎熱的夏季，人們常會出現腹脹，消化不良，食欲不振，對於胃腸病者來說，症狀會更加突出。

所以，胃腸病者要特別注意飲食上的調節。做到飲食清淡，減少高脂食品的攝入，以新鮮蔬菜為主，配合瘦肉、魚、雞蛋等蛋白質食物。由於夏季出汗量多，鉀離子多隨之丟失，同時又由於食欲減退，進食量少，從食物中攝取鉀離子的量減少。因此，飲食上應注意吃些含鉀高的食品。西瓜是很好的解熱利尿且含鉀量高的水果，可以多吃。夏季的飲食還要注意掌握好進食量，不宜過飽，戒除煙酒。暑月慎寒涼過度：暑月炎熱，既要防暑熱，又要注意避免寒涼過度。夏防暑熱，又防因暑取涼，這也包括了飲食方面的問題。夏季心旺腎衰，雖大熱，不宜吃冷淘冰雪、密冰、涼粉、冷粥，飽腹受寒，必起霍亂。少食瓜茄生菜，原指腹中方受陰氣，食此凝滯之物，多結

瘀塊，若患冷氣痰火之人，切宜忌之。

夏季氣候炎熱，人體氣血趨向體表，中醫稱為陽氣在外，胡氣內伏，所以說「腹中方受陰氣」。當此之時，不宜寒涼太過，不然就會損傷脾胃陽氣。老年人脾胃虛弱，腸胃喜暖惡冷，寒冷食品對腸胃的刺激大，易使老人產生腹瀉。溫熱的飲食，食後有利於促進胃腸蠕動，消化吸收，胃部也會感到舒適。

從現代醫學觀點來說，腸道管壁上的平滑肌對溫度變化非常敏感，過多的食用冷飲，低溫刺激，平滑肌收縮明顯加強，甚至發生痙攣。內臟痛覺神經末梢對腸壁平滑肌的痙攣性收縮也非常敏感，寒涼過度會引起痙攣性腸絞痛。此外，食用過於寒涼的飲食，會頻繁的、長時間的作用於胃腸道，由於平滑肌收縮加強，腸運動增快，正在進行消化的食物在腸內通過加快，從而影響營養的吸收，會造成便次增加，大便稀溏，出現腹瀉。

(3) 秋季健胃要略

立秋後，天氣漸涼，氣候日趨乾燥，人體在夏季過多的發洩之後，各組織均感水分不足，易傷燥邪，出現頭痛、流淚、咽乾、鼻塞、咳嗽、胃痛、關節痛等一系列症狀。

欲防秋燥的傷害，首先要加強鍛鍊，可選擇不同的鍛鍊項目，堅持鍛鍊，養神強身，提高肺臟的生理功能，機體的耐受能力。運動時要注意體內精氣的斂養，科學的安排勞作與休

息，活動量不要過大，不要勞累過度，更不能搞得大汗淋漓，以至陰津耗傷，陽氣外洩，削弱機體的抵抗力。

咽津有助於防秋燥。就是「每日閉目冥心而坐，心注肺中，咽津送下丹田者十二白，以雙手攀足心者三次；等氣定，再如前咽津，送下丹田者七口而後止，永無燥熱之病。」具體方法，可於靜室內閉目靜坐，意念在肺，用舌攪動口腔，口中津生，鼓漱數次後咽下。這一方法對於胃中有鬱火，及胃陰虧虛者，最為有用。在起居上，宜早臥早起，意志安逸寧靜，以收斂肺氣，保持肺的清肅功能。早晚要注意衣服的添加，但注意不宜頓添厚衣，以免削弱機體的耐寒能力，反致邪侵庭院、室內可養些花，灑點水，以調節空氣濕度。雙手、面部勤擦甘油類護膚品，保護潤養皮膚。

秋季飲食應以「清潤」為宜。元代忽思慧在《飲膳正要》中說：「秋以燥，宜食麻以潤其燥。」這裡所說的「麻」，即芝麻，有良好的潤燥作用，「潤其燥」，是秋季的養生大法。當然對於胃腸病患者來說，飲食上並不侷限於芝麻，還可多喝些淡茶、梨汁、豆漿、牛奶等飲料，多吃蘿蔔、番茄、梨、柿子、荸薺、百合、銀耳等潤肺生津、養陰清燥的食品。

（4）冬季健胃要略

我們知道，鈣的正常代謝，有賴於維生素 D 的參加。曬太陽在陽光的照射下，皮膚內的 T 擬脫氫膽固醇變為維生素 D，

促進消化道對鈣磷的吸收。維生素 D 進入血液後能改善鈣磷代謝，有抗老年骨質疏鬆的作用。同時對防治老年人患病率頗高的高血壓、結腸癌等發揮重要效用。

曬太陽，人體受陽光中紫外線的照射，機體的造血功能受到刺激，紅細胞數量增多，血色素增加，紅細胞的品質得以改善，肌肉和神經系統的活動狀態也會隨之改善。日光浴能降低血壓、血糖、膽固醇，增強機體免疫能力，促進機體內細胞吸氧能力和新陳代謝，舒筋活血，增強體質，減輕呼吸喘促，關節疼痛。

同時，曬太陽中，陽光透過視覺感受器，傳達到中樞神經系統，能調節情緒，使人精神振奮，心情舒暢，提高老年人的生活樂趣，調節機體的新陳代謝，改善人體的各種生理功能。

許多胃腸病患者屬嚴寒胃，即對寒的刺激特別敏感，動輒胃痛、腹瀉、嘔吐清水。這類人冬季要特別注意保暖，衣服宜多穿幾件，這樣各層衣服之間就會形成多空氣層，這些空氣層，是熱的不良導體，能減少體表散熱，阻止冷熱空氣的交流，起到良好的保暖作用。還應備個肚兜，遇寒甚時穿上，可對局部起保暖作用。肚兜的內層最好採用透氣和吸濕性較好的棉布，既柔軟舒服，又有良好的保暖效果。中間還可做個袋子，內盛溫胃的藥物，更能收到祛病健身的效果。

加強運動鍛鍊，注意增強體質，各種健身活動、氣功動功、按摩方法等，均可採用。要注意運動時衣服的及時增減，

開始運動做簡單輕鬆的活動時可多穿些，待身體暖和後，減少衣服，運動結束後，在不覺寒冷之前即穿回衣服，以利保暖。

冬令天寒，可以適當吃些溫補食物或藥物，來補益強身，但要注意防止大辛大熱，溫散過度，津液外洩，違背「冬藏」的時令特點。

32. 加強鍛鍊有助於防治胃腸病

缺少運動，是胃腸病發生的主要原因之一。適當的運動鍛鍊，可以增強體質，提高消化吸收功能，減少或防止疾病的發生。漢代醫學家華佗根據「流水不腐，戶樞不蠹」的道理，創造了「五禽戲」健身運動，即模仿虎、鹿、熊、猿、鳥五種動物的動作來鍛鍊身體，促使血脈流通，關節流利，氣機調暢，以增強體質，防治疾病。

胃腸病者加強鍛鍊，尤其是腹部鍛鍊，可以提高胃腸道的緊張度和增強胃腸的蠕動功能，促進食欲，加強消化吸收，從而減少各種胃腸病的發作。

33. 胃病運動宜忌

運動要循序漸進，根據自己的體質及原來是否運動、運動的強度來決定運動量的大小，動作要由慢到快，由易到難，由簡到繁，時間要逐漸增加。每次運動要由靜到動，由動到靜，逐漸過渡，開始時要有準備運動，停止前要做整理運動。經過

一段時間的鍛鍊，如果運動時感到發熱，微微出汗，運動後感到輕鬆、舒暢，食欲、睡眠比以前好，說明運動恰當，效果良好。如果運動時感到頭昏、胸悶、心悸、氣促，運動後食欲減退，睡眠不好，明顯的疲勞，則說明運動量大。如果運動時脈搏增加不多，無發熱感，說明運動量太小。運動要持之以恆，必須長期堅持，三天打魚兩天曬網是不會有好的效果的。

要選擇適當的項目，動作要有節奏而和緩，不宜做強度過大、速度過快的劇烈活動。可選做運動操、散步、慢跑、自行車、打球、游泳、練太極拳、保健按摩及練氣功等。飯後不要馬上運動。飯後立即運動，要從消化系統調節部分血液去支援全身，造成消化器官的血液不足而減弱消化功能。而且肌肉活動時交感神經興奮會抑制消化器官的活動，也會減弱消化功能。如經常這樣做，會引起胃腸病或消化不良等。因此，以吃完飯一到兩小時後再運動較好。如果身體不舒服，則不要勉強運動。

注意呼吸方法。運動時要用鼻吸氣，自由呼吸，因為空氣經鼻吸入，鼻毛可擋住灰塵，鼻腔黏膜可調節空氣的溫度和濕度。呼吸要自然，因為憋氣時胸腔內的壓力大，不利於血液回流至心臟。

34. 冬練技巧

堅持冬季鍛鍊，不但能健身防病，還能提高大腦皮質的興

奮性，有效的改善機體的抗寒能力。

經常進行冬季鍛鍊，不斷接觸寒冷的自然條件，能有效的提高中樞神經系統的體溫調節功能，使產熱過程加速，散熱量減少。同時血液循環系統也發生相適應的變化，血液重新分配的能力得到改善，既能使關節、肌肉運動器官等有關組織的血管擴張，以提供更多的氧氣和能量，有利於加強產熱過程，同時又能使位於體表的血管收縮，盡可能減少散熱程度。血液循環的加強，也促進了新陳代謝，冬練者的食欲會明顯加強。

冬練有講究。練前要做好準備活動，採用慢跑、擦面、浴鼻及拍打等方法，調動各個部分的機能，提高中樞神經系統的興奮性和反應能力，然後加大運動量，可以避免運動損傷。鍛鍊切勿到車輛多、行人擁擠的大街上去，一則避免發生意外，二則防止思想分散，影響鍛鍊效果。冰雪天氣，可在室內或陽台或屋簷下進行，以防滑倒跌傷。

冬練的專案可根據個人實際情況，選擇一兩種進行。不管採取哪種活動方法，肢體運動幅度有多大，心一定要平靜，要做到心靜與身動的有機結合。冬季機體的物質代謝趨向於合成生產，表現為「內動外靜」，所以鍛鍊中要注意精神內守，保持情緒穩定，心境清寧，以順應自然。運動換氣應鼻吸口呼，鼻黏膜對吸入的空氣能起加溫作用，鼻毛和鼻分泌液能擋住空氣裡的灰塵和細菌，對呼吸道起保護作用。隨著運動量的增大，可用口來幫助吸氣，口宜半張，舌頭捲起，抵住上顎，讓空氣

從牙縫中出入。

鍛鍊時間的選擇也很重要。據研究，冬季每晝夜有兩個污染高峰時間，一是上午七到九點，二是下午五到八點。

上午九點以後，空氣才開始淨化；下午三點左右風速最大，空氣也比較清潔，南方城鎮，冬季一天當中低層空氣最新鮮的時間是下午兩點左右。低層空氣中有害成分含量最高的時間是早晨太陽出來之前、傍晚太陽西下之後。鍛鍊時要盡量避開污染高峰期，選擇空氣新鮮時進行。

霧天早晨不宜外出鍛鍊。在車輛穿梭的市區及近郊，霧中常含有苯、酚、胺等有害物質和浮塵、病原微生物，會危害人體健康。有霧的早晨最好不要在市區的馬路、公田或近郊人煙稠密的地方跑步和進行劇烈運動。

霧中晨練還會因肌肉張力減退而易使人產生疲勞，練畢坐下吃飯、寫字時會感到心跳加快，或兩腿發抖，雙手發麻。大霧時氣壓高，空氣濕度大，汗液不易蒸發，不利於皮膚的散熱，鍛鍊後人會感到渾身不舒服。

散步有益健身

散步行走，透過四肢的自然擺動，全身關節筋骨都得到了適度的運動，從而能保證經絡疏通，氣血和暢，關節靈活。現代研究證明，走路可維護肌肉的血液循環，增強肌肉韌帶的張力和彈性。改善關節囊和關節面軟骨營養，增強關節的靈活性，防止肢體廢用性萎縮和骨關節退變，延緩腿的衰老。

　　散步行走，加強了肺的換氣功能，提高肺活量，增加肺通氣量，使呼吸變得深沉，心肺功能得到鍛鍊，有利於改善呼吸器官的功能。散步行走，心肌加強收縮，心臟搏出血量增加，這對心臟是一種鍛鍊。有人觀察到每天堅持步行二十分鐘以上者的心電圖，較坐車者「心肌缺血性改變」發生率少三分之一。散步行走能解除血管痙攣，對高血壓者有降壓作用。步行對脂質代謝有顯著影響，能降低高血脂者的血清膽固醇和甘油三酯，提高高密度蛋白的含量，有助於防治動脈硬化和冠心病。堅持散步行走，可以使血小板黏結能力下降，對凝血產生有利的影響，減少冠狀動脈血栓的形成。

　　散步行走，還是一種積極性的休息，輕快的步行，對大腦皮質是一種溫和有節奏的刺激，可以調整大腦皮質的興奮和抑制過程，使人精神振奮，對於胃腸病者來說，散步行走還能促進消化腺的分泌，加強胃腸蠕動，提高消化吸收功能，防止便祕等病症的發生。

　　散步，可以緩緩步行，可以快速行走，也可以走走停停，時快時慢，各人可根據體力情況而進行。

　　散步時應該讓全身自然放鬆，去掉一切雜念，儘管雜事紛擾，仍應當保持一種閒暇自如的心態，可適當活動肢體，有意識的調勻呼吸，把注意力集中到呼吸上來，從容邁步。散步時步履要和緩。心裡不慌，腳步不亂，從容的行走。這樣有利於氣血暢達，百脈流通，內外調和。散步不拘形式，行走可緩可

速，路程可長可短，宜據個人體力，量力而行。做到形勞而不倦，汗出而微見，氣粗而無喘。散步行走時可配合擦雙手、浴眼、浴鼻、浴面、揉頸項、抓頭皮、揉擦胸腹、槌打腰背、拍打全身等活動，以增強健身效果。

逍遙步

逍遙步實際上是一種醫療保健氣功練法，不需意守，活動量少，很適宜於體弱的胃腸病患者。又由於不需任何訓練就能採用，屬於運動健身的重要手段，故在此介紹。

具體做法，行走落腳時蹺起腳尖，讓腳跟著地。起腳時，先蹺起腳跟，讓腳大趾觸一下地。

走路時，對周圍事物盡量做到視而不見，聽而不聞，逍遙自然，得意忘形，全身要放鬆。同時，走路時還要保持站式身法，襠要圓，膝關節微微彎曲，不要把腿挺直，雖是信步行走，但也要步法靈活輕快，保持鬆膝、鬆腰、鬆胯，手臂隨身擺動，頭頸微轉不僵。

呼吸要短急有力，並掌握呼吸的強度和速度，其強度以自己聽到風聲為度，其速度以自己感覺輕快舒適為宜，不要太急太短。

宜堅持練習，每次三十分鐘。

現代流行的有一種赤足走路健康法，是有意識的赤足在路面上行走。腳心為足少陰腎經湧泉穴所在。腎主藏精氣，為五

臟精氣之根本。腎中精氣的盛衰，直接關係到其他臟腑。赤足運動，透過經絡的傳遞作用，對腎臟起到了良好的刺激，能激發內在活力，加強其對機體各臟腑組織的溫煦、滋養，從而使人精神健旺，食欲增加，精力充沛。赤足走路可全身放鬆，穿一雙厚棉襪，在鵝卵石上踏步，每次五分鐘。

還有一種反步走健身法，就是倒走。走動時需腰身挺直或略後仰，腹肌繃緊，這樣脊椎、腰背肌、腹肌都承受了比平時更大的重力和運動力，使向前行走得不到充分活動的脊椎、背肌和腹肌受到鍛鍊，有利於氣血調暢，防治腰腿病，對胃腸保健也大有好處。倒走時膝蓋不要彎曲，步子均勻而緩慢，雙手握拳，兩臂輕輕的做前後擺動，挺胸並配合有規律的呼吸。每天堅持兩百到四百步。倒走宜在寬敞的廣場、跑道、公園內進行。人多車多的地方、低窪不平的路上不宜行走，以免摔倒。

跑步助健身

跑步比起散步，運動量要大得多，對身體各部分的鍛鍊作用也要大得多。

跑步能減少由於運動不足引起的肌肉萎縮，使肌肉壯健，能增強心肺功能，使氣血調和，筋骨強健；還能降低膽固醇，減少動脈硬化，有助於祛病健身。跑步能有效的刺激機體的新陳代謝，增加能量消耗，有助於減肥健美。跑步能增強血液循環，改善心功能和腦的供血功能，減輕腦動脈硬化。跑步對多

種胃腸病有康復作用。有報導，胃痛、腸梗阻、便祕、消化不良患者，透過跑步，收到了健身的效果。

跑步有講究，作為鍛鍊健身，宜採用長距離慢跑。對身體各部分的鍛鍊，慢跑的作用要大於散步。慢跑使肺泡有充分的活動，可有效的防止肺組織彈性的衰退。慢跑時吸入的氧氣量比靜坐時多八倍。堅持長跑，可促進冠狀動脈的側枝循環，明顯的增加冠狀動脈的血流量，改善心肌的營養狀況，還可降低血中的膽固醇，並增加抗動脈硬化的高密度脂蛋白的含量。對預防動脈硬化有利。慢跑以邊跑邊能與人說話，不覺得難受，不喘粗氣為宜。

對原來缺少鍛鍊或體質較差的人，開始時可採取慢跑與走路交替的方法。從每日跑、走各幾十公尺，逐漸增加距離。如覺得累，可多走少跑，如跑後身輕，可多跑少走，在兩到三個月內逐漸增加跑的距離，縮短走的距離，到每日完全慢跑八百公尺連續一個月後，可改為慢跑與中速跑交替的變速跑，在二到四個月內逐漸增加中速跑的距離，直到完全用中速跑八百公尺，以後根據情況維持現狀，或向更高目標鍛鍊。

跑步鍛鍊要注意穿一雙富有彈性的跑鞋，跑動時全腳著地，以減輕身體的衝力，還可防止骨關節、肌肉和韌帶的損傷；挺胸收腹，使肺泡得到充分擴張，增加肺活量，並可保持胸部腰部形體健美；要根據各人具體情況，量力而行，掌握好運動量，以微微汗出，不感憋氣為宜；開始採用跑步鍛鍊者，宜短

距離慢跑，隨著逐步的適應再拉長距離。體弱多病者，開始鍛鍊時常會稍跑幾步就氣粗汗出，難以勝任，可採用慢跑與散步結合的辦法，即全身放鬆，跑幾步，走幾步，隨體力增強，再逐漸減少行走量，增加跑步量。每次跑前要先步行一段，活動一下全身各部位，跑後也要步行一段，做深呼吸，放鬆肌肉。

冬季跑步要注意，先順風跑，可減少冷空氣對頭、面、皮膚和關節的刺激，讓身體產生些熱量後再返回。做逆風跑，跑步時要鼻吸口呼，用鼻吸氣，使冷空氣經鼻腔及咽喉部黏膜的微血管濕潤，減弱其對呼吸系統的刺激。口吐氣可加快肺部換氣，盡快排出體內儲積的二氧化碳，減輕長跑疲勞。

氣功慢跑

氣功慢跑，是在跑步中結合意守、呼吸進行鍛鍊，對於調節胃腸功能，防治胃及胃十二指腸潰瘍、慢性胃炎、結腸炎等消化系統疾病，亦有良好的效果。

保持跑步姿勢，頭正頸直，上身微向前傾，雙目平視，兩手自然握成空心拳，前臂彎曲九十度。採用自然呼吸，先是鼻吸口呼，待僅靠鼻吸不夠用，感到蹩氣時，改用口鼻同時呼吸。這時宜口唇微微張開，舌抵上顎，讓空氣通過齒縫出入。呼吸宜均勻深長。全身放鬆，保持樂觀通達，面帶微笑，意守丹田，祛除一切雜念，只想跑步是強身的有效手段，透過跑步可使疲勞消除，精神振奮，體力、腦力增強，病痛祛除，健

康長壽。

　　跑步之前，先原地站立，或緩慢行走，放鬆身體，調節心靈活動，勻調呼吸有了心理準備後，再邁開兩腿，緩慢小跑。跑步時，步子可邁得大一些，但每一步都要踏得穩，兩臂隨之前後擺動。盡量用腳尖著地，以增加鍛鍊效果。體弱多病者可採用全腳落地，有利於步子穩定，連續跑十五到三十分鐘。

　　跑步結束後，要繼續行走一段，做做深呼吸，兩手胸前劃弧，讓全身肌肉徹底放鬆。

　　氣功慢跑講究姿勢的正確，在跑步的過程中，人體處於運動狀態，各個部位必須保持相應平衡。頸椎和腰椎處於身體平衡的中心部位，協調著四肢運動。身體過分搖擺，或跑步時姿勢不當，便會使頸椎和腰椎的椎間力失去平衡，相應的肌肉群活動不協調，容易誘發頸椎病和腰腿疼。氣功慢跑要求在跑動時上身略微前傾；前腳掌先著地，接著腳跟著地；頭正頸直，雙臂擺動自然，身體不要過分搖晃，呼吸要自然。這對頸椎、腰腿保健十分有益。

太極拳的健身作用

　　太極拳有輕鬆、自然、舒展、柔和的特點，它動作柔和緩慢，節節貫穿，以意領氣，以氣運身，使呼吸、意念與運動三者和諧統一，運動量可隨意調節。經醫學家分析鑒定，認為太極拳有鍛鍊身體多種功能的作用，是最好的運動養生方法。打

太極拳時必須「以意導氣，運動四肢，氣遍全身」，鍛鍊者往往安祥中兼帶全神貫注，能使神經系統的興奮和抑制過程得到更好的調節，因此對神經衰弱的人尚有一定的治療作用。

太極拳可以有效的促進人體內的經絡疏通與氣血流暢，有利於新陳代謝和增強各器官及人體各系統的機能，從而增強對外界環境的適應能力和抵抗能力。經常打太極拳對心臟血管系統有良好的影響，能加強血液循環，對預防各種心臟疾病、高血壓及動脈硬化具有較好的作用。

打太極拳時呼吸均勻深長，有利於吐故納新，且使橫膈肌隨之上下運動，加之腰身轉換，對內臟起到很好的按摩作用，特別是練拳要求肌肉關節放鬆、思想寧靜，能夠使大腦皮質得到很好的休息，從而消除緊張狀態。常打太極拳對保持肺組織的彈性、腳廓的活動度、肺的通氣功能及氧與二氧化碳的代謝功能均有很好的影響，對預防慢性支氣管炎、肺氣腫等疾病也有較好的作用。太極拳運動能改善消化道的血液循環，促進消化功能，可預防消化不良、胃下垂、胃及十二指腸潰瘍、便祕等。

太極拳的動作要領易於掌握，不會出現偏差，空氣新鮮、空間曠達、環境幽雅之處，如水邊、林間、公園、庭堂等均可作為練習之地。

縮肛鍛鍊

縮肛可在坐或站或臥時進行，吸氣時提收肛門，如忍大便晚呼氣時緩慢放鬆肛門，如解小便狀。一縮一鬆，反覆進行，連作二十到三十次，摒除雜念，集中思想，一心想著會陰肛門部，有助於提高健身效果。

肛門附近有提肛肌及肛門括約肌。縮肛運動就是收縮肛門周圍的肌肉。中國醫學認為，肛門處於人體經絡的督脈上，督脈具有調節全身諸陽經經氣的作用。提肛可使中氣升提，臟腑強壯，並可調節氣血陰陽。有意識的提肛，能對中樞及自主神經系統起調節作用，促進胃腸及肛門部的血液循環以治療多種肛腸疾病。

堅持做縮肛活動，可以防止靜脈瘀血，加速靜脈血回流，降低靜脈壓，增強肛門部位抵抗疾病的能力，對痔瘡、肛裂、肛門濕疹、脫肛、便祕、慢性腸炎等均有明顯的治療和預防作用。

還有一種吸氣提肛法，是在縮肛的同時，配合吸氣及意念，除能防治脫肛、痔瘡、便祕等病症外，對胃下垂、久瀉不止等，均有一定的防治效果。

具體練法：兩腳分開，呈騎馬式站立，百會頂天，沉肩墜肘，虛腋鬆腕，含胸拔背，鬆腰收腹，口唇微閉，舌舐上顎，心靜神寧，意守臍部。

吸氣時，意念天之清氣從鼻慢慢經腳入腹，聚於臍部神

關，同時十個腳趾用力抓地，並緊縮肛門；呼氣時，意念地之大氣從湧泉經兩足從會陰入腹，聚於神關。令天地之氣交融後，屏氣一到兩分鐘，然後以波浪式的推進，呈散射狀的由體內向外排氣。排氣時，舌體還原，腳趾和肛門放鬆。排氣畢，複吸氣提肛。

根據個人耐受力和時間許可情況，每次可練十到三十分鐘，每天早晚各練一次。

呼吸體操

呼吸體操主要在於鍛鍊胸部的呼吸肌和膈肌，以幫助肺臟收縮，排出二氧化碳。同時出於有意識的呼吸，膈肌會隨之有較大的上提下降活動，對於胃腸保健會有很大幫助。

呼吸體操的做法，採取立正姿勢，進行呼吸運動、擴胸運動、體側運動、腹式呼吸和踏步運動。

一是呼吸運動。

深吸氣，同時兩臂慢慢伸開，抬起，與軀幹成鈍角，呼氣，同時兩臂放下。深呼吸速度要慢。

二是擴胸運動。

兩臂抬起，肘部半屈，雙手握拳，手向下，挺胸，同時兩臂用力後拉。恢復原來姿勢。然後再做一次。接著，兩臂伸直，用力後拉，手心相對朝前，同時挺胸，兩臂向下。活動時胸部要用力挺起。

三是體側運動。

左腳向左跨出一大步，呈左弓步，同時右手叉腰，左臂經側向上舉並身體向右側屈；向右再側屈一次，幅度稍大；向右再做側屈一次，幅度更大。左腳收回，同時左臂經左側放下，右臂自然放下，還原成立正姿勢。然後依上法，方向相反，再做一遍。注意三次側屈動作的幅度要逐次加大。

四是腹式呼吸。

雙腳分開，雙手開掌疊放於腹部，全身放鬆。吸氣腹部用力鼓起，呼氣時盡力收縮腹部。速度要慢，有規律。

五是踏步運動。

原地踏步動作。手和腿的動作盡可能幅度大一些。

運動操

運動操，又叫老年益壽操，對胃腸保健有一定的作用。

運動操共有扭轉運動、伸展運動、頸部運動、骨盆提伸和肢體扭轉五節。

一是扭轉運動，身體直立，雙腳分開，雙手叉腰，目視前方，呼吸自然，靜立數分鐘。身體向左、右側彎曲，活動脊柱，使肩部也得以運動。上體後仰至最大限度，運動後頸部，同時鍛鍊平衡能力。上體前屈使之與兩腿成九十度，停留二十秒，還原站立，重複十次。

二是伸展運動，兩腿分開，坐於椅上，兩臂向前平伸，上

體挺直，並隨之向前傾，然後復原。重複十次。雙腿分開，平坐椅上，兩臂向斜上方伸直，同時抬頭後仰上體，停留二十秒。重複該動作十次。坐姿同前，兩臂向上方挺伸，停留二十秒，同時抬頭，收下顎，兩臂盡量伸直，慢慢呼氣。重複該動作十次，坐姿同前，雙手用力抓兩側扶手，上體盡量向前傾，停留二十秒。重複該動作十次。

三是頸部運動，仰臥墊上，雙手抱腦後，屈腿，雙平踏墊上。雙手抱頭向右轉，同時抬右腿，停留二十秒；然後做左側運動。左右側交替，各做十次。身體姿勢同前，雙臂自然放於兩側，然後以胸腹力量使身體挺起，頭部不動，停留十秒後復原。重複做十次。

四是骨盆提伸，跪伏墊上，雙手支撐，頭稍抬起，臂微屈，腰下挺，停留十秒；再垂首伸臂挺腰，停留十秒。各重複十次。

五是肢體扭轉，身體側臥墊上，左腿伸直，右腿屈曲，雙臂向前伸直，雙手合掌，停留十秒，再轉身做同樣動作。左右交替，各做十次。

在做這套運動前，應做些放鬆運動；做操時動作幅度要緩和，節奏要均勻；用力分配要均勻；結束後同樣要做些放鬆運動。

跳交誼舞

交誼舞是界於步行和慢跑之間的一種有氧性鍛鍊。以腰為

軸，肢體配合類似太極拳的流暢型的全身運動，能鍛鍊肌力、耐力、速度和靈活性，促進全身血液循環，改善心肺功能，調節胃腸功能。

悅耳的音樂，對神經系統產生良好的刺激，優美的舞曲能鬆弛大腦，給人以輕鬆、舒適和歡快的情感，可以使升高的血壓降低，並有助於防治神經衰弱，消除緊張不安，增進食欲。

舞蹈可以使人運動反應潛伏期縮短，動作靈活優美，防止肌肉、關節、韌帶的老化。經常跳舞，可使心肺功能得到提高，尤其是快旋律的舞步，又使心肌收縮加強，心臟輸出的血液量明顯增加，血流加速同時呼吸也會變得快而深長，氣體交換增加，有利心肺功能的改善；可使消化能力提高，紊亂的胃腸功能得到調整；還可減少痔瘡、消化不良、肥胖、動脈硬化等病症的發生，並能使大腦的緊張狀態得以緩和，改善睡眠，防止大腦過度疲勞，防治神經衰弱。

35. 胃病患者怎樣選用菜肴

胃腸病患者在選用菜肴時，要根據胃食道逆流、打嗝、胃痛等不同的病症特點，選用有輔助治療作用的原料為主，注意病症是屬於氣滯、食阻、濕盛、陽虛還是陰津不足，具體對待。

氣滯的，其發作或加重，多與精神因素有一定關係，菜肴選用上，應注意選用有理氣行滯作用的蘿蔔、生薑、大蒜、香菜、苦瓜、山楂、佛手、橘皮、桃仁等為原料製作的菜肴。

食阻的，宜選食有助消化及易於消化的食物如雞內金、雞肫、鴨肫、山楂、蘿蔔、白菜、青菜、包心菜、花菜、冬瓜、南瓜、香菇等為原料製作的菜肴。

濕盛的，宜選食有祛濕作用的食物如冬瓜、赤豆、苡仁、扁豆、橘皮、生薑、絲瓜等製作的菜肴。

陽虛的，宜選用有溫陽補虛作用的食物如狗肉、羊肉、鹿肉、海參、泥鰍、對蝦、雀肉、雞肉、刀豆等製作的菜肴。

陰津虧虛的，宜選用有滋陰補虛作用的食物如龜肉、鱉肉、烏骨雞、墨魚、燕窩、鴨肉、蛤蜊肉、銀魚、銀耳、豆腐等製作的菜肴。

還要注意，急性胃炎宜重視清洩，可選用青菜、芹菜、莧菜、馬齒莧、蘿蔔、冬瓜、絲瓜、茄子、番茄、茭白、荸薺、青瓜、蓮藕等性偏清涼的食物製作的菜肴。

胃下垂病症多屬氣虛不足，升舉乏力，治法在於補氣升提，可多食用有益氣升陷作用的食物如山藥、紅棗、雞肉等製作的菜肴。

根據中醫理論，「以臟補臟」，動物的胃、大腸對於胃腸保健有特殊的效用，可以多選用豬肚、羊肚、狗肚、豬腸等製作的菜肴。

中醫理論認為，胃喜和降，喜涼潤。菜肴選用上要注意涼潤養胃，促進胃腸的和通，可多選用苦瓜、百合、芹菜、蘿蔔、白菜、猴頭菇、海帶等食物製作的菜肴，以涼潤養胃，促

進和通。

要注意避免刺激性太強的食物。食物首先進入的是胃，胃有病變者對食物的刺激較為敏感，攝食時要注意避免刺激性太強的食物，辣椒、生薑、大蒜等有溫通理氣的作用，有助於止痛，可以採用，但對胃黏膜的刺激也較強烈，不宜多用。

胃腸病者的菜肴，選料時要避免堅硬、粗糙的食物，烹調上，可採用燉、蒸、煮、燜及滑炒、軟炒的方法，使燒作的食物柔軟，不至於對有病變的胃腸產生過強的刺激，並易於消化，不至於加重功能受損的胃腸的負擔。而煎炸烤炙之類方法烹調而成的菜肴較難消化，應當少用。

烹調時，調味品不要用得過多，盡量注意清淡，太鹹、太甜、太酸、太辣、過粗、過硬、過熱、過冷及熏炙過濃的菜肴不宜食用。

此外，進食宜細嚼。細嚼既能使食物在咀嚼過程中得到初步消化，又因唾液中含有黏蛋白和內源性碳酸氫鹽，前者能在胃腸中起潤滑作用，後者可以中和胃酸，有助於緩解和治癒因胃酸過多而導致的胃部潰瘍病變。

36. 情緒緊張和胃病有關嗎

面對當今社會各種競爭的日益激烈，人們時常會感到生活壓力越來越大，人們因為工作太忙碌而經常吃不消，這是引發胃病的一個原因。

精神容易恐慌及緊張的人，患胃病的機率會比平常人高，因此，人們應該盡量保持精神輕鬆，不要在緊張的時候暴飲暴食。

人們的情緒波動也是引發胃病的主要原因之一。精神緊張或抑鬱狀態下，胃的蠕動與胃液分泌減弱，甚至可能停止，在抑鬱、灰心時，腸蠕動呈抑制狀態，焦慮或抑鬱的心理狀態可引起體內某些激素分泌的改變和植物神經功能改變，從而導致功能性消化不良。

那麼如何才能以良好的身心狀態來迎接生活、事業中的挑戰呢？俗話說：「知足者常樂。」人們應該學會在生活中自己找「樂」，如聽音樂、做有氧操、繪畫、下棋等，這些都是有益於身心健康的理想項目。此外，在碰到不如意的事情時，要學會善於調節自己的心理，控制不良情緒的發展，並採取各種方法加以化解。

生命賦予每個人只有一次，所以我們應該愛惜生命，合理控制您的情緒就是向健康邁出了第一步！

37. 吃飯會患胃病嗎

快節奏的都市生活使許多上班族養成了一套與眾不同的生活模式。比如說，許多先生上班時太太往往仍未起床，所以只好自己一人邊看報邊吃早餐；至於中餐則在公司附近的餐廳吃；晚上由於下班的晚，回到家時，家人早已吃過晚餐，所以又只

好一個人邊看電視邊吃飯……

　　類似此種情形，委實與單身族的飲食生活無異，但如果經常這樣一個人單獨吃飯，即使營養充分，也往往會覺得健康狀況不甚理想。

　　面對這種問題，我們應保持輕鬆的心情，使胃液分泌旺盛，促進腸胃的蠕動。而一家人團圓享受晚餐，或與熟稔的朋友一起進餐，氣氛融洽，消化便能完全；如果單獨一人進餐，尤其是一邊看報一邊吃飯，或是一邊想著尚未完成的工作，或是在煩惱、氣憤等情形下進食，均足以對胃腸產生不良影響。但不可能一個人單獨吃飯一次，胃就穿孔一次。若經年累月的養成習慣並持續下去，則胃潰瘍的發生機率必會大增，所以吃飯時最好和家人、朋友、同事等在融洽的氣氛中進行。總之，盡量使自己在輕鬆的心情下進食就可以了。

38. 飲食選擇

　　健康的胃，需要用心的愛護。不按時吃飯，在餐桌上狼吞虎嚥、暴飲暴食。醫學研究發現，男性胃病的發病率比女性平均高出六點二倍，其中又以青壯年占多數，而且青年的發病率有上升的趨勢。究其原因，主要與許多青年進食不科學有關：

(1) **吃得過快**。狼吞虎嚥、囫圇吞棗，食物咀嚼不充分，消化液分泌不足，食物難以充分消化，久而久之，導致胃病。

(2) **吃得過急過飽**。暴飲暴食，不僅使胃的消化能力難以承受，造成消化不良，有時還可導致急性胃擴張、胃穿孔等嚴重疾患。

(3) **邊讀（玩）邊吃**。有些人喜歡一邊看報，一邊吃飯，或邊玩邊吃。這樣，由於閱讀或玩時大量血液供腦，供胃腸消化吸收的血液相對減少，影響消化吸收，長期下去，易致慢性胃病。

(4) **常吃零食**。經常吃零食，會破壞胃消化酶分泌的正常規律，使胃經常「打無準備之仗」，得不到正常合理的休息，容易「積勞成疾」。

(5) **蹲著吃飯**。中國部分農村地區，尤其是北方農村，不少人有蹲著吃飯的習慣。這種進食方式，使腹部及消化道血管受擠壓，不利於血液供應；而進餐時，恰需大量血液入胃用於消化。調查表明：這些地區胃病高發，與此不良進食姿勢有關。

(6) **多吃冷食**。有些人偏愛冷食，尤其在夏天邊喝冷飲邊吃東西，這樣對胃豈能無害？多食冷食品會降低胃的溫度，使胃的抗病能力下降；而且冷食中致病性微生物含量也往往較多，因此多食冷食容易導致胃病。

(7) **食物過辣**。經常進食辛辣食品，刺激胃黏膜充血，久而久之，可導致慢性胃炎。

39. 常胃食道逆流是否有毛病

胃食道逆流是一種常見的消化道症狀，並非都是胃有毛病。當胃酸過多時，酸性分泌物會刺激胃黏膜，引起胃食道逆流，讓人有燒心的感覺。造成胃酸過多和胃食道逆流的原因很多，主要有兩種：

生理性胃食道逆流。當精神緊張、過度疲勞、情緒不佳時，大腦皮質功能紊亂，不能很好的管轄胃酸分泌的神經，促使胃酸分泌增多；飲食不當，如過甜、過鹹、過辣、過酸、過冷、過燙的食物都可刺激胃酸分泌增加；而某些粗糧、紅薯、馬鈴薯等含大量澱粉、糖、酸等，會刺激胃產生大量胃酸，況且不易消化的食物，剩餘的糖分在胃腸道裡發酵，也要誘發胃食道逆流。此外，某些藥物，如阿斯匹靈、利血平、保泰松等，也可刺激胃酸分泌增多。

病理性胃食道逆流。慢性胃炎、胃或十二指腸潰瘍病等，可促使胃酸增多，常常出現胃食道逆流。

生理性胃食道逆流不需要特殊治療，只要消除誘發的因素即可解決。病理性胃食道逆流除了要尋找病因外，可服用制酸的藥物，如碳酸鈣、胃舒平等，中藥烏貝散、左金丸等，效果也不錯。

40. 小兒厭食症易引起胃病

所謂厭食，即指小兒較長時間的食欲不振，進食無規律、飲食不節制等，常與以下因素有關：

(1) **食不定時**。有的家長缺乏餵養知識，每餐吃得過多或太少；孩子任性，家長溺愛，經常一口一口哄著餵，邊餵邊逗，邊吃邊玩，一頓飯吃個把小時，如此吃法，小孩當然就感覺不到食物的美味了。

(2) **飲食無度**。有的家長錯誤的認為孩子吃得越多越好，片面追求高蛋白、高營養。二三歲的小孩每天要吃三四個雞蛋，還有牛奶、魚肉等；喝的是高熱量、高糖分飲料。孩子的飲食不加節制，這樣勢必會損傷小孩嬌嫩的胃腸，影響其正常的消化吸收，造成食欲下降。

(3) **零食過多**。有的家長惟恐小孩餓了，經常買糖果、點心、巧克力等零食。小孩整天零食不斷，肚子總沒有空著的時候，導致營養品過剩消化不良，到吃飯時，自然就乏味了。

(4) **精神刺激**。小兒的大腦發育不全，注意力不易集中。吃飯時家長應把注意力引導到吃上來，才能使小兒大腦皮質的食物中樞形成優勢的興奮劑。但是有的家長在小孩吃奶或吃飯時逗小孩玩，使孩子注意力分散；有的家長利用吃飯時間管教、訓斥小孩，使孩子處於抑鬱、緊張

甚至恐懼的狀態；有的父母吃飯時當著孩子的面爭吵，給孩子造成精神刺激。這樣，即使再好的美味佳餚也不易喚起小孩的食欲。

小兒長時間的進食無規律、飲食不節制，可不斷刺激胃黏膜，進而損害胃黏膜，從而誘發胃病。

41. 胃痛就都是胃病嗎

人們常把心窩部疼痛稱為胃脘痛，該部位的疼痛大多來自胃及十二指腸疾病。殊不知，除了胃及十二指腸外，膽囊、胰腺、肝左葉、總膽管以及心臟等器官都緊貼或臨近心窩部，這些臟器出現病變同樣可引起「胃痛」。

膽石症。膽石症的發病率很高。由於膽結石的刺激，膽囊及膽管可出現不同程度的炎症。病人多有心窩部（或右季肋下）的不規則隱痛及不適感，有時還可出現上腹部飽脹、打嗝等酷似胃病的症狀。病情常因飲食不當或進食油膩等而加重。許多病人因此長期被自己診斷或醫生誤診為胃痛，類似病例時有所聞。如某女性患者，五十歲，心窩部出現不規則隱痛已三年，並時有打嗝。按胃炎治療數月，效果不明顯。一查超音波才知道，原來她得的是膽結石伴炎症，根本就不是胃炎。

肝膽系統惡性腫瘤。為常見的肝膽系統疾病，如肝癌（尤以左葉肝癌多見）、膽囊癌及總膽管癌等都可表現為「胃痛」，並出現上腹部飽脹、乏力、納差、黃疸等症狀體徵，極易被誤

診為胃病而失去早期診斷和治療機會。

　　胰腺疾病。胰頭癌或慢性胰腺炎患者也常有心窩部隱痛及噁心、嘔吐等症狀，應該仔細檢查加以鑑別。

　　心肌梗死。老年人心梗時不一定都會有心前區絞痛，可僅訴「胃痛」或心窩部不適，並伴有噁心、嘔吐。有些病人會強烈要求做胃鏡檢查，如果不加鑑別，盲目按胃病處理，很容易導致誤診甚至發生意外。

　　可見，臨床上許多「胃痛」的患者不一定都是胃病，應該仔細詢問病史，並結合全面的理化檢查，才能發現病變的癥結所在。

42. 細嚼慢嚥與健胃養生的關係

　　人的口腔是一個重要的消化器官，它就像一個攪拌機，透過牙齒的研磨和切割、舌的攪拌、唾液的濕潤和簡單的消化作用，使食物變得細軟、光滑，而且溫度適中，這樣就有利於食物通過食道，同時也減輕了胃的負擔。如果吃飯過快，就會使硬的、粗糙的、有棱角的、過冷或過熱的食物直接進入食道而刺激甚至損傷食道，日久就可導致食道疾病；因加重了胃的負擔，也可導致胃病的發生。臨床上有一些食道炎病人，都有明顯的吃飯過快的不良習慣，就是由上面所說的原因造成的。所以說，細嚼慢嚥是有科學道理的，而且也是非常重要的。

43. 患者可以吃辣椒嗎

辣椒的營養比較豐富，尤其是富含維生素 C，每一百克辣椒中就含維生素 C 一百零五毫克。另外，辣椒還有重要的藥用價值，吃飯不香，飯量減少時，在菜裡放一些辣椒，就能改善食欲、增加飯量。單獨用少許辣椒煎湯內服，可治因受寒引起的胃口不好、腹脹腹痛。用辣椒和生薑熬湯喝，又能治療風寒感冒，對於兼有消化不良的病人，尤為適宜。

為什麼辣椒能健胃、助消化呢？原來它含有一種叫辣椒素的成分，對口腔及胃腸有刺激作用，所以能增強胃腸蠕動、促進消化液分泌、使食欲改善，並能抑制腸內異常發酵，排除消化道中積存的氣體。

辣椒雖富於營養，又有重要的藥用價值，但食用過量反而危害人體健康。因為過多的辣椒素會劇烈刺激胃腸黏膜，使其高度充血、蠕動加快，引起胃疼、腹痛、腹瀉並使肛門燒灼刺疼，誘發胃腸疾病，促使痔瘡出血。因此，凡患食道炎、胃腸炎、胃潰瘍以及痔瘡等病者，均應少吃或忌食辣椒。

44. 飲茶健胃要略

茶是最常見的飲料，飯前食後，接客待友都少不了茶。飲茶對胃腸有益又有害。它的優點在於能夠幫助消化，茶葉中的鞣酸、茶鹼能刺激胃的腺體，使胃酸、胃蛋白酶分泌增加而直

接參與化學消化過程,分解食物、促進消化。

但是,不合理的飲茶能對胃腸產生不良的刺激,如空腹飲濃茶可以產生燒心、噁心、嘔吐、煩躁、心慌、氣促,重者可暈厥。這是由於空腹時人體血糖低,組織器官耐受力差,濃烈的茶很快吸收後使人體胃腸過度興奮、心血管系統和植物神經功能紊亂、血壓下降所致。空腹飲茶可以使胃酸分泌亢進,從而刺激誘發胃潰瘍或加重胃炎的程度。

飲茶時應注意以下幾點:一是胃病患者應少飲茶;二是不宜在空腹飲濃茶;三是不要將藥和茶同時服用。注意以上幾點就可以興利除弊。

45. 飲酒與健胃要略

酒對胃功能有促進作用,水酒氣味芳香,能醒脾開胃。白酒味辛性溫,能開胃行氣。啤酒辛升苦降,有和胃降氣之功。米酒、啤酒、葡萄酒中含有豐富的糖、胺基酸、消化酶類,可以生津益胃,健脾助消化。

酒對胃腸道的損害,也不能忽視,它直接表現是酒精對胃腸黏膜的刺激,引起胃腸壁水腫、充血,甚至糜爛、出血。臨床上表現為燒心、胃痛、噁心、嘔吐、腹痛等。甚則誘發胰腺炎、膽囊炎、闌尾炎等。臨床統計資料認為許多慢性胃炎與大量飲酒有關。因此,胃腸病患者應忌多飲,以免加重病情。

健胃養生常識

常見胃病健胃養生食譜

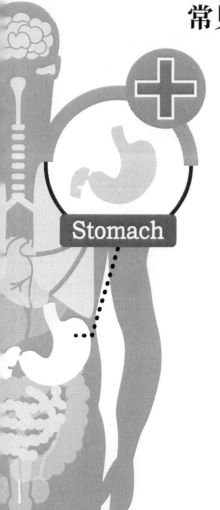

Stomach

（一）急性胃炎

1 急性胃炎的含義

急性胃炎是由各種不同的原因引起的胃黏膜甚至胃壁的急性炎症。是一種短暫的自限性疾病，病程短，通常可以在短期內痊癒。但既往有慢性胃炎而急性發作的患者，臨床病程持續時間較長。

急性胃炎起病急驟，常伴有劇烈的上腹疼痛，或不適、打嗝、噁心、嘔吐，部分病例合併腸炎、腹瀉，甚則上消化道出血。嚴重時可出現發燒、脫水、電解質紊亂、酸中毒和休克。本病多發生於夏、秋之季。

急性胃炎相當於中國醫學中「胃脘痛」、「嘔吐」等範疇。其病因病機正如《素問·舉痛論篇》曰：「寒氣入經而稽遲，泣而不行，客於脈外則血少，客於脈中則氣不通。故卒然而痛。」之後，歷代醫學家不斷豐富和發展了對病因病機的認識，認為本病多為寒邪犯胃、熱邪傷胃、濕滯中阻、飲食停滯、肝鬱氣滯、瘀血留著和蟲積擾胃而致。治療原則以急則治其標，止痛為先，然後針對病因分別治以理氣、散寒、消食、降逆、疏肝、活血等使胃腸氣機調暢。寒熱得宜，以達通則不痛之目的。

2 急性胃炎的臨床表現

（1）病前有服用某些化學品、藥物、酒類、飲食不當、暴飲

暴食或進食被細菌污染的食物等病史，並出現急性胃痛、噁心、嘔吐、食欲不振等症狀。病程短暫，數天內好轉、自癒，且可排除急性膽囊炎、胰腺炎等情況者。

(2) 病前有吞服腐蝕劑史，口腔或咽部有急性腐蝕損傷，胸骨後及胃部劇烈疼痛，頻繁嘔吐；嚴重者可嘔血、脫水及休克。

鑒別診斷

根據患者進食被污染的食物，口服非甾體抗炎藥物後，急性起病出現上腹部徵候群，應考慮為急性胃炎，胃鏡檢查可確定診斷。另外尚需要與引起上腹部症狀的其他疾病相鑒別。

急性胰腺炎雖有噁心、嘔吐、腹痛等，但血清和尿液澱粉酶升高，超音波或斷層掃描檢查可見胰腺普遍增大等，可與本病鑒別。急性膽囊炎、膽石症，疼痛多位於右上腹，可牽涉至右肩，莫菲氏徵陽性、超音波顯示膽囊或膽管結石，與本病有別。急性闌尾炎為轉移性右下腹痛，周圍血白細胞計數升高，麥氏點壓痛陽性。

3 急性胃炎健胃養生食譜

四味香薷飲

【原料】　　　香薷十克，厚朴（薑汁炒）五克，扁豆（炒）五克，黃連（薑炒）三克。

【用法】	水煎兩次，作兩次冷服，每日服兩劑。
【功效】	散暑和脾。
【主治】	一切感冒暑氣，皮膚蒸熱，頭痛頭重，自汗肢倦，或煩渴，或吐瀉。

大黃甘草湯

【原料】	大黃十二克，甘草十三克。
【用法】	水煎二次，作二次服，每日服二劑。
【功效】	清熱，通降止嘔。
【主治】	嘔吐。證見食已即吐，吐勢急迫，吐物酸餿，大便乾硬不通，苔黃，脈滑實。

枳實導滯丸

【原料】	大黃三十克，枳實十五克，黃芩十克，黃連十克，神曲十五克，白術十克，茯苓十克，澤瀉六克。
【用法】	制小丸，一次服十克，一日服三次，溫水送下，或以上藥各三分之一量，水煎二次，作二次服，一日服二劑。
【功效】	消積導滯，清利濕熱。
【主治】	積滯內阻，生濕蘊熱。證見胸脘痞悶，下痢後重，或腹瀉腹痛，或大便祕結，小便黃赤，舌紅，苔黃膩，脈沉實。

甘草瀉心湯

【原料】 炙甘草十二克，黃芩九克，乾薑九克，法半夏十二克，大棗四克，黃連三克，人參九克。

【用法】 水煎二次，作二次服，每日服二劑。

【功效】 降逆和胃，開結消痞。

【主治】 心下痞（脾胃不和）。證見乾嘔，心下痞硬而滿，心煩不得安，下痢日數十行，完穀不化，腹中雷鳴，舌質淡，苔黃，脈弦數重按乏力。

附子瀉心湯

【原料】 大黃九克，黃連五克，黃芩五克，附子五克。

【用法】 水煎附子取汁半碗，用開水半碗趁開時浸漬三黃，和汁服；或以水煎二次，作二次服，一日服二劑。

【功效】 洩熱消痞，扶陽固表。

【主治】 表陽虛，邪熱內陷，結於心下之痞症。證見心下疼痛，痞滿，心煩，小便黃赤，大便不爽，背惡寒，汗自出，苔黃，脈數而無力。

黃芩湯

【原料】 黃芩九克，芍藥六克，炙甘草六克，大棗四枚。

【用法】 水煎二次，作二次服，每日服二劑。

【功效】 清熱止痢，和中止痛。

【主治】 裡熱腹瀉。證見身熱不惡寒，腹瀉、腹痛，口

苦，舌質紅，苔薄黃，脈細數。

芩柏合劑

【原料】　黃芩一千克，黃柏一千克，葛根一千克，檳榔
　　　　　一千克，木香六百克，白頭翁一千五百克，秦皮
　　　　　三百克，馬齒莧三千克。

【用法】　水煎濃縮，再加防腐劑備用。成人一次服一百毫
　　　　　升，一日服三次。

【功效】　清熱解毒，燥濕止瀉。

【主治】　腹瀉（急性腸胃炎）。證見腹瀉，便日數次或數
　　　　　十次，多呈水樣便，腹痛，噁心嘔吐，舌紅，苔
　　　　　黃膩，脈弦數。

檳榔散

【原料】　人參九克，白術九克，茯苓十二克，陳皮三克，
　　　　　麥芽十二克，神曲九克、吳茱萸三克，厚樸六
　　　　　克，檳榔九克。

【用法】　水煎二次，作二次服，每日服二劑。

【功效】　行氣化滯，健脾補氣。

【主治】　脾胃虛寒之痞。證見食少勞倦，噯滿，憂恚不
　　　　　安，舌質淡邊有齒印，苔白，脈緩弱。

燒脾散

【原料】　乾薑三克，厚樸六克，草果仁三克（後下），砂

仁三克（後下），神曲九克，麥芽九克，橘紅六克，良薑六克，炙甘草六克。

【用法】 為細末，一次服九克，每日服 3 克，用熱鹽湯點服；水煎服，煎兩次，作兩次服，每日服兩劑。

【功效】 溫中消滯，行氣散滿。

【主治】 食傷生冷果菜，停積中焦。證見脘腹脹滿冷痛。

橘半枳術丸

【原料】 橘皮、枳實、半夏各三十克，白術六十克。

【用法】 製小丸，一次服十克，一日服三次；或以上藥五分之一量水煎兩次，作兩次服，一日服兩劑。

【功效】 健脾消食，燥濕和胃。

【主治】 脾虛停食。證見飲食不消，濕滯脘悶。

香砂枳術丸

【原料】 砂仁、木香各十五克，枳實三十克，白術六十克。

【用法】 製小丸，一次服十克，一日服三次；或以上藥各五分之一量水煎兩次，作兩次服，一日可服兩劑。

【功效】 健脾消痞，理氣開胃。

【主治】 脾虛食少，或宿食不消，胸脘痞悶。

曲蘗丸

【原料】　神曲、麥蘗各三十克，黃連十五克，生薑三十克。

【用法】　製小丸，一次服十克，一日服三次；或以上藥各五分之一量水煎兩次，作兩次服，一日服兩劑。

【功效】　消食和胃，化滯除脹。

【主治】　酒積成癖。證見腹脅滿痛，後便積沫。

穀神丸

【原料】　人參、縮砂、香附、三棱、莪術、青皮、陳皮、神曲、麥芽、枳殼各 3 克。

【用法】　製小丸，一次服十克，一日服三次；或以水煎兩次，作兩次服，一日服兩劑。

【功效】　行氣破積，消食和中。

【主治】　中虛食積，氣機鬱滯。證見胸脘痞滿，脅腹脹痛，不思飲食，噯腐吞酸，大便溏薄，神疲乏力，苔白膩，脈細滑。

大和中飲

【原料】　枳實五克，陳皮、山楂、麥芽各六克，厚樸、澤瀉各五克，砂仁兩克。

【用法】　水煎兩次，作兩次服，一日服兩劑。

【功效】　行氣消積，導滯。

【主治】　飲食留滯積聚。

三棱丸

【原料】　三棱、木香、神曲、陳皮、半夏各三十克，丁
　　　　　香、官桂各十五克，生薑三十克。

【用法】　製小丸，一次服五克，一日服三次；或以上藥
　　　　　各十分之一量，水煎兩次，作兩次服，一日
　　　　　服兩劑。

【功效】　消食化滯，和胃降逆。

【主治】　小兒停積。證見脘腹脹滿，噁心嘔吐，打嗝
　　　　　厭食者。

六和湯

【原料】　藿香十二克，半夏十克，杏仁十二克，人參十二
　　　　　克，白術十二克，扁豆十二克，赤茯苓十二克，
　　　　　砂仁五克，厚樸五克，木瓜九克，甘草三克。

【用法】　水煎兩次，作兩次服，一日服兩劑。

【功效】　健脾化濕，升清降濁。

【主治】　夏日飲食失調，濕傷脾胃，霍亂吐瀉，胸膈痞
　　　　　滿，苔白滑。

急性胃炎湯

【原料】　麥門冬十五克，蘆根三十克，薏苡仁三十克，藿
　　　　　香十克，法半夏六克，炒陳皮六克，石見穿十五
　　　　　克，茯苓十五克，穀芽十五克，石菖蒲六克。

【用法】　用適量水浸泡三十分鐘後入煎，每劑煎兩次。

頭、二煎分早晚服。其中炒陳皮、薏苡仁二味，可按上列用量泡茶飲服，使藥物作用更持久。

【功效】　滋陰養胃，祛濕和中。

【主治】　適用於本病陰虛挾濕型。證見食欲不振，胃脘痞脹，食少，消瘦，舌質微紅，舌苔白膩。

竹葉蓮湯

【原料】　竹葉蓮十二克，藿香六克，法半夏六克，陳皮六克。

【用法】　水煎服，每日一劑。

【功效】　散瘀祛寒，溫胃理氣。

【主治】　適用於本病寒濕阻滯型。證見胃脘疼痛，得溫痛減，胸脅滿悶，噁心嘔吐，舌質淡，苔白，脈弦。

藿香正氣散

【原料】　大腹皮、白芷、紫蘇、茯苓各五克，半夏曲、白術、陳皮、厚樸、苦桔梗各十克，藿香十五克，炙甘草十二克。

【用法】　上藥研為細末，每次服六克，用薑、棗煎水，沖服藥末，每日三次。

【功效】　解表化濕，理氣和中。

【主治】　適用於本病寒濕傷中型。證見惡寒，發熱，頭痛，腹痛，嘔吐，腹瀉，舌苔白膩，脈濡。

遇仙丹

【原料】　黑牽牛子（半生、半炒、取頭末）一百二十克，
三棱、莪術、茵陳、檳榔各十五克。

【用法】　上藥為末，每藥末一百二十克，用皂角刺十五克
浸，揉汁煮，再將白麵三十克，打糊為丸。每服
十克，清茶送下。

【功效】　瀉下胃腸積滯。

【主治】　本方適用於因飲食不節，過食魚、蟹、肉等物，
飲食積滯型。證見胃脘飽脹，疼痛，或吐或瀉，
胸中滿悶。

香砂平胃散加味湯

【原料】　蒼術、白術各十五克，厚樸九克，陳皮九克，
炙甘草四克，砂仁五克，木香三克，茯苓十
克，炒枳殼四克，焦山楂六克，炒麥芽十克，生
薑兩片。

【用法】　每日一劑，水煎兩次，取汁兩百毫升，對紅糖，
分兩次溫服。

【功效】　和胃消滯。

【主治】　適用於本病辨證屬於胃滯不化者。證見因過食後
胃脘脹，吞酸打嗝，不欲食，大便稀，脈寸沉
細，關沉滑，尺沉遲，苔白膩。

蒿芩清膽湯

【原料】	青蒿五克，黃芩六克，竹茹九克，半夏五克，赤茯苓九克，枳殼五克，陳皮五克，碧玉散九克。
【用法】	水煎服，每日一劑。
【功效】	清膽利濕，和胃化痰。
【主治】	本方適用於本病膽經濕熱型。證見脘脅脹痛，口苦，吐酸苦水，或嘔吐黃涎，苔黃膩，脈弦數或滑數。

（二）慢性胃炎

1 慢性胃炎的含義

慢性胃炎是胃黏膜上皮遭到各種致病因數的長期侵襲而發生的持續性、慢性炎症性改變。慢性胃炎通常分為慢性淺表性胃炎和慢性萎縮性胃炎。胃鏡見胃黏膜呈花斑狀，紅白相間，黏膜水腫，黏液增多，附著在黏膜上不易脫落，炎症較重者黏膜脆弱，嚴重者則黏膜出血或糜爛者屬慢性淺表性胃炎；胃鏡見胃黏膜色澤暗淡，黏膜變薄，有紅白相間，以白為主，黏膜下網狀血管顯露，清晰可見者屬慢性萎縮性胃炎。慢性胃炎臨床表現為病程遷延反覆，大多缺乏特異性症狀。部分患者表現為上腹飽脹不適，特別在餐後，以及無規律性上腹部隱痛、打嗝、反酸、食欲不振、噁心、嘔吐等。慢性胃炎多數無明顯體

徵，上腹部或中上腹可有壓痛。少數萎縮性胃炎患者出現舌炎、貧血、反甲等。臨床上慢性胃炎診斷主要依賴胃鏡檢查和胃黏膜活檢，並檢測有無幽門螺桿菌（HP）感染。慢性胃炎治療原則：

①**一般治療**：注意飲食衛生，胃炎活動期進軟食，忌酒、煙，避免生冷、油膩、刺激性食物，保持心情舒暢。

②**消除病因**：消除口腔及上呼吸道感染；膽汁逆流性胃炎可用促胃動力藥物；HP 感染引起的活動性胃炎，應進行殺菌治療。

③**對症治療**：慢性胃炎若治療及時，癒後良好。

大量病例證實，輕症萎縮性胃炎可以改善為淺表性胃炎，原有腸上皮化生消失，也有極少數慢性萎縮性胃炎的腸上皮化生經過或不經過「不典型增生」的變化階段，轉變為癌。一般資料顯示，慢性萎縮性胃炎的患者，其胃癌的發病率明顯高於一般人。萎縮性胃炎患者，有可能在胃黏膜上出現腸化組織，或發生囊腫、息肉，在萎縮性胃炎的基礎上發現的囊腫或息肉，常被視為癌前病變，一般主張早期以手術治療。

中醫學認為，慢性胃炎屬於「胃脘痛」範疇。

2 慢性胃炎的鑒別診斷

（1）與消化性潰瘍相鑒別

消化性潰瘍常表現為規律性上腹部疼痛，胃潰瘍多在飯後

發作，而十二指腸潰瘍常空腹時發作，進食則緩解。消化性潰瘍常反覆發作，在活動期 X 線檢查可發現潰瘍壁龕。但在十二指腸球部潰瘍較表淺，或呈巨型十二指腸潰瘍以及十二指腸球內瘢痕變形時，X 線則不易發現活動性潰瘍，此時要藉助於纖維胃鏡作出診斷。

（2）與胃癌相鑒別

胃癌病人臨床表現缺乏特異性，因此常常在查體時意外發現。癌腫位於胃底部或臨近賁門時，可出現吞嚥困難，位於幽門區者可有幽門梗阻症狀。X 線檢查可見胃內鋇劑充盈缺損，腫瘤表面有潰瘍時可見龕影。X 線檢查不能鑒別良、惡性腫瘤，此時應進行纖維胃鏡檢查，經過組織檢查可確診。

3 慢性胃炎健胃養生食譜

麥門冬湯

【原料】　麥門冬三十克，制半夏、甘草各四克，人參、粳米各六克，大棗十二枚。

【用法】　上藥以水一公升，煮取五百毫升，分三次溫服。

【功效】　益胃養陰，降逆下氣。

【主治】　肺痿，肺胃津傷，虛火上炎，咳唾涎沫，氣逆而喘，咽乾口燥，舌乾紅，少苔，脈細。現常用於支氣管炎、支氣管擴張、矽肺、消化性潰瘍、慢性胃炎等屬陰虛者。

柴胡厚朴湯

【原料】　柴胡、炙厚樸各十克，茯苓、橘皮、紫蘇各八克，生薑十二克，檳榔五克。

【用法】　水煎兩次，作兩次服，一日服兩劑。

【功效】　疏肝理氣，除滿。

【主治】　心腹脹滿，不思飲食，打嗝，嘔吐等。

黃芩人參湯

【原料】　半夏十二克，黃芩九克，乾薑九克，人參九克，炙甘草九克，黃連三克，大棗四枚。

【用法】　水煎兩次，作兩次服，每日服兩劑。

【功效】　和胃降逆，治癌除滿。

【主治】　肝氣鬱結，氣滯血瘀。證見脅肋疼痛，寒熱往來，脈弦。

化肝煎

【原料】　青皮、陳皮、芍藥、丹皮、梔子、澤瀉、貝母各十克。

【用法】　水煎兩次，作兩次服，一日服兩劑。

【功效】　洩熱和胃。

【主治】　胃脘痛。證見胃脘熱痛，喜冷飲，口乾而苦，吞酸，煩躁易怒，便祕尿赤，舌紅，苔黃膩，脈弦數。

梔子大黃湯

【原料】　梔子八克，大黃三克，枳實十五克，淡豆豉二十五克。

【用法】　水煎兩次，作兩次溫服，每日服兩劑。

【功效】　清熱除煩，兼緩下。

【主治】　酒黃疸。證見心中懊惱或熱痛，胸腹痞滿或便祕，苔黃或兼膩，脈弦數。

梔子乾薑湯

【原料】　梔子十克，乾薑六克。

【用法】　水煎兩次，作兩次服，每日服兩劑。

【功效】　清上溫中，除煩。

【主治】　傷寒心煩，身熱不去，微煩。

三補枳術丸

【原料】　白術三十克，橘皮三十克，黃柏三十克，枳實三十克，浙貝母 24 克，山楂十五克，茯苓十五克，香附十五克，黃芩十五克，神曲十五克，黃連十五克，麥芽九克，甘草九克，桔梗六克，連翹六克，砂仁三克。

【用法】　製小丸，一次服十克，每日服三次；亦可以上藥各三分之一量，水煎兩次，作兩次服，每日服兩劑。

【功效】　理氣和中，清熱化痰。

【主治】　脾胃失調，消化不良，濕熱痰盛，咳喘。證見氣
　　　　　逆胸滿，咳嗽氣喘，痰稠，納呆，舌質紅，苔黃
　　　　　膩，脈數實。

藿香安胃散

【原料】　藿香三克，黨參三克，陳皮三克，丁香一
　　　　　點五克。

【用法】　將上藥用清水浸泡三十分鐘，然後水煎十分鐘，
　　　　　每劑煎兩次，將兩次藥液混合，不拘時溫服，每
　　　　　日一劑。

【功效】　益氣和中，芳香化濁。

【主治】　適用於本病脾胃虛弱，濕濁中阻型。證見噁心嘔
　　　　　吐，時作時止，納差食少，倦怠乏力，大便溏
　　　　　薄，舌質淡，苔白，脈弱。

半夏瀉心湯

【原料】　半夏、黨參、乾薑、黃芩各十克，黃連六克，炙
　　　　　甘草六克，大棗六枚。

【用法】　以上藥物用清水浸泡三十分鐘，然後水煎二十分
　　　　　鐘，每劑煎兩次，將兩次藥液混合，分兩次溫
　　　　　服。每日一劑，六日為一療程。

【功效】　和胃降逆，消痞除滿。

【主治】　適用於本病胃氣虛弱，寒熱互結型。證見胃脘部
　　　　　痞悶脹痛，食欲減少，噁心嘔吐，打嗝吞酸，腸

鳴腹瀉，舌質紅，苔薄黃，脈虛。

三香前胡散

【原料】	木香、公丁香各一點五克，前胡三十六克，麝香零點三克。
【用法】	以上藥物共研末儲藏瓶中，以蠟封口，每服兩克，清水送下。
【功效】	行氣，散寒，止痛。
【主治】	本方適用於本病寒凝氣滯型。證見胃脘久痛，脹滿不舒，得溫則減，口不渴，小便清，大便溏，苔薄白，脈弦緊。

胃安散

【原料】	蒼術二十克，厚樸二十克，陳皮二十克，木香二十克，延胡索二十克，法半夏二十克，山藥三十克，三七二十克，白芨三十克，珍珠三克。
【用法】	諸藥共為細末。珍珠單研極細，與前藥末拌勻，裝瓶備用。每服三克，裝膠囊內，每日3次，空腹溫開水送服。病情較嚴重者，可每次服五到六克。
【功效】	健脾燥濕，理氣和胃。
【主治】	適用於本病濕滯脾胃型。證見胃脘脹痛，痞悶不舒，打嗝納呆，舌淡紅，苔厚膩，脈弦。

香砂平胃散加味方

| 【原料】 | 廣木香十克，砂仁十克，焦蒼術十克，川厚樸十克，陳皮十五克，甘草五克，藿香十五克，紫蘇十五克，生薑五片，山楂十五克，六曲十克，穀芽、麥芽各十五克，雞內金十克。 |

【原料】　　廣木香十克，砂仁十克，焦蒼術十克，川厚樸十克，陳皮十五克，甘草五克，藿香十五克，紫蘇十五克，生薑五片，山楂十五克，六曲十克，穀芽、麥芽各十五克，雞內金十克。

【用法】　　水煎服，每日一劑。

【功效】　　溫散寒濕，消食和胃。

【主治】　　適用於本病胃中寒濕，食滯胃脘型。證見噁心嘔吐，胃脘疼痛，腹脹，便溏，怯寒喜暖，口淡乏味不思食，舌質暗淡，苔白膩，脈細弱。

（三）消化性潰瘍

1 消化性潰瘍的含義

消化性潰瘍是一種劃界清楚的侷限性組織缺失，累及黏膜、黏膜下層和肌層，其形成與胃酸和胃蛋白酶的消化作用有關，故稱消化性潰瘍。由於潰瘍主要在胃和十二指腸，故又稱胃、十二指腸潰瘍。

本病是一個常見病、多發病。據統計，在一般人口中，約百分之五到百分之十的人其一生中的某一時期，患過胃潰瘍或十二指腸潰瘍。一般認為本病屬典型的身心疾病範疇，近年來對其遺傳關係的研究也取得了不少成果。有研究表明，本病並

非單一的疾病，而是一組多基因的，與外在因素密切相關的疾病，屬於遺傳性疾病範疇。

本病可發生於任何年齡，但以青壯年為多。男性較女性為多，二者之比為二到四比一。在臨床上十二指腸潰瘍較胃潰瘍為多見。潰瘍病如防治不當，可引起嚴重的併發症，如大出血、胃穿孔或幽門梗阻等。因此，積極防治本病有著重要意義。

消化性潰瘍屬中醫「吞酸」、「胃脘痛」之範疇。中醫認為本病的病因病機主要有心靈所傷、飲食勞倦等方面。憂思惱怒，七情刺激，肝氣失疏，橫逆犯胃；或脾氣鬱結，納化失常；飲食失節或偏嗜，損傷脾胃，或濕熱壅結中焦，胃膜受損，均可致潰瘍發生。長期體力或腦力勞動過度，傷脾耗氣，運化遲滯，氣血失暢，胃膜不生，而易發本病。

本病病位在胃，與肝脾關係最為密切，病機轉化具有由氣及血，由實轉虛，寒熱轉化，或寒化傷陽，化熱傷陰之特點。臨床治療，多以疏肝和胃、溫中健脾、養陰益胃、化瘀活血、調理寒熱等法為主。

2 消化性潰瘍的臨床表現

腹部疼痛可歸納為侷限性、緩慢性和規律性，多侷限於上腹部。胃潰瘍疼痛多位於劍突下正中或偏左，十二指腸潰瘍則位於上腹正中或稍偏右。起病多緩慢，病程長達數年或數十年。胃潰瘍疼痛多在餐後半小時至兩小時之間發作，經一到兩

小時胃排空後緩解，其規律是進食→疼痛→緩解。十二指腸潰瘍多在空腹時疼痛，一般在餐後三到四小時發作，進食後緩解，其規律是進食→緩解疼痛，也可於晚間睡前或半夜出現疼痛，稱夜間痛。如胃潰瘍位近幽門，其疼痛規律可與十二指腸潰瘍相同。當潰瘍較深，特別是穿透性者，疼痛可涉及背部。本病呈週期性發作，與季節有關，秋末冬初最多，春季次之，夏季少見。與飲食、精神情緒、治療反應等亦有關。疼痛性質常為隱痛、燒灼樣痛、鈍痛、飢餓痛或劇痛，可為鹼性藥物所緩解。特殊類型潰瘍如幽門管潰瘍、球後潰瘍、胃底賁門區潰瘍、巨大潰瘍、多發性潰瘍、複合性潰瘍或有併發症時，疼痛可不典型。

本病除疼痛症狀外；還常兼有其他胃腸道症狀，如打嗝、反酸、燒心、噁心、嘔吐等。嘔吐和噁心多反映潰瘍具有較高的活動程度，大量嘔吐宿食，提示幽門梗阻。

3 鑒別診斷

根據週期性規律性上腹部疼痛等典型臨床表現，X 線鋇餐檢查（上消化道造影）見到龕影，較易作出診斷。如臨床症狀典型而 X 線檢查不能確診時，需胃鏡檢查。臨床上常需和以下疾病鑒別：

（1）胃癌（癌性潰瘍）

潰瘍性胃癌與胃潰瘍早期症狀均無特異性，透過胃鏡檢

查，病理檢查及 X 線檢查可以明確診斷。

(2) 胃泌素瘤

又稱卓‐艾綜合症徵，由於胃泌素的大量分泌，血清胃泌素水準升高，刺激胃黏膜壁細胞總數增加（可大於正常的三到六倍），引起胃酸大量分泌，繼而導致上消化道出現多發性潰瘍。這種潰瘍往往頑固而且難以治癒。

(3) 十二指腸炎

臨床表現與十二指腸潰瘍相似，鋇餐可見十二指腸球部激惹症等，纖維胃鏡檢查可見球部黏膜充血、水腫或有小糜爛灶。

(4) 慢性膽囊炎、膽石症

多見於肥胖中年女性。腹部呈陣發性劇痛和絞痛，疼痛常向右側肩背部放射。進食油膩食物可誘發。口服制酸藥後疼痛不能緩解，膽囊區壓痛明顯，膽囊超音波可發現膽囊功能不良或結石。

(5) 慢性胰腺炎

有消化不良、上腹部不適、噁心嘔吐等症狀，常因進食而誘發其症狀加劇，疼痛向腰部及背部放射，腹瀉，大便呈乳糜樣，含大量脂肪。

(6) 胃黏膜脫垂症

表現為上腹部疼痛，呈週期性（由於脫垂間歇出現），但無

夜間痛或潰瘍的規律性，制酸劑不能緩解，左側臥位或下肢抬高可緩解症狀，鋇餐可見十二指腸球部呈「降落傘狀」變形。

（7）胃腸神經官能症

有上腹部不適等消化道症狀，如餐後上腹部脹滿、噁心等，而 X 線、胃鏡檢查均正常。

（8）鉤蟲病

似十二指腸潰瘍的臨床表現，大便可找到蟲卵。

4 消化性潰瘍健胃養生食譜

小建中湯

【原料】　桂枝（去皮）、生薑各九克，甘草六克，大棗（擘）十二個，芍藥十八克，飴糖三十克（後烊沖）。

【用法】　上藥以水七百毫升，煎至一百毫升，去渣，入飴烊化，分三次溫服。

【功效】　溫中補虛，和裡緩急。

【主治】　虛勞腹痛，溫按則痛減，舌淡苔白，脈細弦而緩；或心中悸動，虛煩不寧，面色萎黃；或四肢酸楚，手足煩勢，咽乾口燥；中虛吐血，遺精等。現常用於消化性潰瘍、功能性低熱、貧血等病。

附桂理中丸

【原料】　肉桂十五克，附子十五克，黨參三十克，白術
　　　　三十克，乾薑三十克，甘草三十克。

【用法】　製小丸，一次服十克，每日服三次；亦可以用
　　　　上藥各三分之一量水煎服。水煎兩次（肉桂焗
　　　　服），作兩次服，每日兩劑。

【功效】　溫中散寒，益氣健脾。

【主治】　腹痛。證見腹痛，吐瀉，不思飲食，手足冷。

理中化痰丸

【原料】　乾薑三十克，人參三十克，白術三十克，炙甘草
　　　　三十克，法夏二十克，茯苓四十克。

【用法】　製小丸，一次服十克，每日服三次；亦可以用上
　　　　藥各三分之一量水煎服，煎兩次，作兩次服，每
　　　　日服兩劑。

【功效】　益氣健脾，溫化痰涎。

【主治】　脾胃虛寒，痰涎內停之咳嗽嘔吐。證見咳唾痰
　　　　涎，嘔吐清水，食少，或飲食難化，大便不實。

枳實理中丸

【原料】　枳實十五克，白術三十克，人參三十克，甘草
　　　　三十克，茯苓三十克，乾薑三十克。

【用法】　製小丸，一次服十克，每日服三次；或用上藥各
　　　　三分之一量水煎服，煎兩次，作兩次服，每日

服兩劑。

【主治】　脘腹痞滿作痛，手不可近。

香砂理中丸

【原料】　廣木香三克，東洋參五克，乾薑三克，砂仁三克，白術六克，炙甘草兩克。

【用法】　水煎兩次，作兩次服，一日服兩劑。

【功效】　溫中健脾，行氣止痛。

【主治】　中寒腹痛。證見腹痛喜溫喜按，肢冷，便溏，或吐痢脘滿，苔白膩，脈沉弱。

歸脾湯

【原料】　白術、當歸、白茯苓、黃芪（炒）、龍眼肉、遠志、酸棗仁（炒）、人參各三克，木香一點五克，甘草（炙）零點九克。

【用法】　上藥加生薑、大棗水煎服，每日一劑，一日兩次。現另有丸劑，每次六到九克，溫開水送服，一日二到三次；製成膏滋劑，名養血歸脾膏，每次一到兩食匙，開水沖服，一日兩到三次。

【功效】　益氣補血，健脾養心。

【主治】　心脾兩虛，心悸怔忡，健忘失眠，盜汗虛熱，食少體倦，面色萎黃，舌質淡，苔薄白，脈細緩。脾不統血，便血，皮下紫癜，婦人崩漏，月經超前，量多色淡，或淋漓不止，或帶下等。現

常用於病態竇房結綜合症、冠心病、心律失常、
消化性潰瘍、貧血、血小板減少性紫癜、陣發性
血紅蛋白尿、甲狀腺機能亢進、癲癇、神經衰
弱、腦外傷後綜合症、功能性子宮出血、更年期
綜合症、視力疲勞、脫髮等屬於心脾兩虛或脾不
統血者。

胃潰瘍湯

【原料】　吳茱萸五克，黨參十五克，黃芪十五克，木香十
　　　　　克，烏藥十克，丹參十五克。

【用法】　水煎兩次，作兩次服，一日服兩劑。連服三週為
　　　　　一療程。

【功效】　溫中散寒，止痛。

【主治】　寒邪犯胃。證見上腹疼痛，壓痛，腹脹，反酸打
　　　　　嗝，舌質淡紅，苔白，脈沉遲。

保积丸

【原料】　神曲二十克，山楂六十克，茯苓三十克，半夏
　　　　　三十克，陳皮十克，連翹十克，萊菔子十克。

【用法】　作小丸，一次服十克，一日服三次；或以上藥
　　　　　各三分之一劑量水煎兩次，作兩次服，一日
　　　　　服兩劑。

【功效】　消食和胃，化積散痞。

【主治】　食滯胃脘。證見胃脘脹痛，噯腐吞酸，氣如敗

卵，噁心或吐宿食，吐後痛緩，惡食，苔厚膩，
脈弦滑。

溫胃飲

【原料】　人參六到十八克，白朮十五克，扁豆十克，陳皮
　　　　　五克，乾薑六克，炙甘草三克，當歸六克。

【用法】　水煎兩次，作兩次服，一日服兩劑。

【功效】　溫胃補脾。

【主治】　中寒嘔吐噁阻。證見嘔吐吞酸，腹瀉，不思飲
　　　　　食，及婦人臟寒嘔噁，胎氣不安。

沉香溫胃丸

【原料】　附子、巴戟天、炮薑、茴香各三十克，沉香、炙
　　　　　甘草、當歸、吳茱萸、人參、白朮、白芍藥、白
　　　　　茯苓、良薑、木香各十五克，丁香九克，官桂
　　　　　二十一克。

【用法】　製小丸，一次服十克，一日服三次，空腹熱米湯
　　　　　送下；亦可以上藥各七分之一量，水煎兩次，作
　　　　　兩次服，一日服兩劑。

【功效】　溫裡散寒，健脾調中。

【主治】　中焦氣弱，脾胃受寒腹痛、腹瀉、嘔吐。證見心
　　　　　腹疼痛，大便滑泄，腹中雷鳴，霍亂吐瀉，手足
　　　　　厥冷，便痢無度，形氣沉困自汗。

【按語】　1. 本方證以腹痛，吐瀉，手足厥冷，自汗，脈

沉弱為辨證要點。2. 本方可用於治慢性胃炎，慢性結腸炎，胃、十二指腸球部潰瘍。

暖肝煎

【原料】　當歸九克，枸杞子九克，小茴香六克，肉桂六克，烏藥六克，沉香三克，茯苓六克，生薑五片。

【用法】　以水煎服。

【功效】　暖肝散寒，行氣止痛。

【主治】　適用於十二指腸球部潰瘍肝寒犯胃，氣機鬱滯型。證見胃脘及脅下攻沖作痛，喜溫喜按，脈沉弦。

安胃飲

【原料】　黨參十克，炒白術十克，生白芍藥四點五克，茯苓十五克，橘皮十克，生甘草六克，蒲公英十五克，制黃精十五克。

【用法】　水煎服，每日一劑。

【功效】　益氣健脾和胃。

【主治】　適用於本病脾胃虛弱型。證見胃脘隱痛，納差食少，過食則飽悶不舒，舌淡，脈緩。

潰瘍湯

【原料】　生地黃二十四克，北沙參、當歸、麥門冬、川楝

子各九克，枸杞子十二克，玫瑰花三克，綠萼梅
四點五克。

【用法】　水煎服，每日一劑。

【功效】　益陰養肝，理氣和胃。

【主治】　適用於消化性潰瘍氣陰不足、肝氣犯胃型。證見
　　　　　胃脘連及兩脅隱隱作痛，打嗝嘔逆，隨情緒波動
　　　　　疼痛發作，舌紅少苔，脈細弦。

四逆散加味方

【原料】　柴胡六克，白芍藥九克，炒枳實六克，炙甘草六
　　　　　克，黃連六克，吳茱萸三克，青皮三克，廣木香
　　　　　五克，高良薑六克，大棗四枚。

【用法】　水煎服。每日一劑，煎兩次，取汁一百八十毫
　　　　　升，分早晚兩次服。

【功效】　調和肝胃。

【主治】　適用於十二指腸潰瘍肝失疏泄，肝胃不和型。證
　　　　　見胃痛，以空腹為重，精神不佳，大便正常，小
　　　　　便時黃，脈弦急，舌紅苔少黃。

加味丹參飲

【原料】　紫丹參十克，麥門冬六克，佛手片六克，縮砂仁
　　　　　三克（後下），香附十克，烏藥十克，延胡素十
　　　　　克，川楝子十克。

【用法】　以上藥物用清水浸泡三十分鐘，然後水煎二十分

鐘，每劑煎兩次，將兩次藥液混合，分兩次溫
服，每日一劑。

【功效】　　　疏肝行氣，和胃止痛。

【主治】　　　適用於本病肝氣犯胃型。證見胃脘脹滿，攻撐作
痛，脘痛連脅，打嗝頻繁，大便不暢，每因心情
不暢而痛甚，舌苔薄白，脈弦。

潰瘍散

【原料】　　　黃芪十五克，當歸十二克，白芍藥十五克，
白芨九克，丹參十五克，香附十二克，石榴皮
九克，煆瓦楞子十八克，甘草九克，延胡索
十二克。

【用法】　　　上藥共研細末內服，每次六克，每日三次，飯前
服。若患者夜間疼痛而影響睡眠者，可每晚睡前
增加一次。個別患者因服粉劑而噁心嘔吐，可改
服潰瘍煎劑，每日一劑。

【功效】　　　疏肝和胃，活血化瘀。

【主治】　　　適用於本病肝胃不和型。證見胃脘疼痛，痛有定
處，每因心緒不暢則疼痛加劇，打嗝胃食道逆
流，不思飲食，舌質青紫，脈弦。

舒肝和胃湯

【原料】　　　當歸十二克，炒白芍藥十二克，烏賊骨十五克，
生薏苡仁二十四克，五靈脂十二克，佛手十五

克，白檀香（後下）九克，川楝子十二克，炙甘
草九克。

【用法】　上藥用清水浸泡三十分鐘，放火上煎三十分鐘，
每劑煎兩次，將兩次藥液混合，每日早晚分服。

【功效】　疏肝和胃，理氣止痛。

【主治】　適用於本病肝胃不和型。證見胃脘疼痛，胃食道
逆流嘈雜，食欲不振，每因惱怒加劇，形體消
瘦，精神不振，苔白，脈弦虛。

大柴胡加味湯

【原料】　炒柴胡六克，枳實十二克，赤芍藥九克，茅術九
克，川厚樸九克，陳皮六克，制半夏十二克，
炒川黃連二點四克，炒吳茱萸四點五克，制大
黃九克。

【用法】　水煎服，每日一劑。

【功效】　疏肝氣，洩熱結，化痰濕。

【主治】　適用於本病併發不完全性幽門梗阻。證見胃脘
疼痛，夜間痛劇，朝食暮吐，胃食道逆流苦
水，便祕，口乾不欲飲，脈沉弦而數，舌質黯，
苔厚膩。

胃痛立笑散

【原料】　制乳香二十克，制沒藥二十克，炒烏藥二十克，
海螵蛸二十五克，廣木香十二克，縮砂仁十二

克，川楝子二十克，醋延胡索二十克，香附二十克，吳茱萸六克，川黃連六克。

【用法】　將上藥共研為細末，過一百二十目篩備用。每日服三次，每次十克，溫開水送服。

【功效】　活血祛瘀，行氣止痛。

【主治】　適用於本病瘀血內阻型。證見病久不癒，胃痛如針刺，痛處固定、拒按，痛甚難忍，持續時間長，得食不減，吞酸嘈雜，舌質青紫，脈澀。

潰瘍合劑

【原料】　黃芪二十克，當歸九克，延胡索九克，白芍藥十二克，香附十克，烏藥七克，肉桂三克，甘草九克，白芨十二克，烏賊骨十五克。

【用法】　上藥水煎兩次，濃縮成濾液七十五毫升，每次服二十到三十毫升，飯前三十分鐘服，每日三次，連續服六星期，未癒者可續服第二個療程。

【功效】　理氣和胃，制酸止痛。

【主治】　適用於本病氣滯血瘀型。證見脘腹脹悶而痛，痛處不移，打嗝吞酸，飲食減少，面色無華，舌質青紫，脈弦澀。

複方潰瘍散

【原料】　酒炒大黃、五靈脂各三十克，丹參六十克，白芍藥四十克，制乳香、制沒藥各二十五克，附片十

克，黃連六克。

【用法】　諸藥研末，過一百二十目篩。每晚七點三十分鐘
　　　　　先服阿托品零點六毫克，半小時後將藥末十克，
　　　　　拌入氫氧化鋁凝膠二十毫升內服，服後至次日早
　　　　　餐前禁食其他食物。一個月為一個療程。

【功效】　理氣行滯，祛瘀止痛。

【主治】　適用於本病氣機阻滯、瘀結不通型。證見脘腹疼
　　　　　痛，痛有定處，按之疼痛加劇，吞酸吐苦，舌質
　　　　　青紫，脈弦澀。

沮中健脾湯

【原料】　炒黨參十克，炒白朮十克，炒白芍藥十克，廣木
　　　　　香十克，炙甘草三克，廣陳皮六克，仙鶴草十五
　　　　　克，槐花十五克，地榆十五克，伏龍肝三十克
　　　　　（煎湯代水）。

【用法】　水煎服，每日一劑。

【功效】　溫中和胃，健脾止血。

【主治】　適用於十二指腸球部潰瘍併發出血屬脾虛不能統
　　　　　血型。證見胃脘疼痛，因勞而發，嘔血便血，形
　　　　　體消瘦，面色萎黃，納穀不香，神疲乏力，四肢
　　　　　不溫，舌質淡苔薄，脈細。

曖肝煎

【原料】　當歸九克，枸杞子九克，小茴香六克，肉桂

六克，烏藥六克，沉香三克，茯苓六克，生薑五片。

【用法】　以水煎服。

【功效】　暖肝散寒，行氣止痛。

【主治】　適用於十二指腸球部潰瘍肝寒犯胃、氣機鬱滯型。證見胃脘及脅下攻沖作痛，喜溫喜按，脈沉弦。

加味香砂六君湯

【原料】　黨參十五克，炒白朮、雲茯苓各三十克，廣陳皮、廣木香（後下）、春砂仁（後下）、粉甘草各六克，制香附、半夏、福澤瀉各十克。

【用法】　水煎服，每日一劑。

【功效】　益氣健脾，行滯化濕。

【主治】　適用於老年胃及十二指腸潰瘍脾虛濕滯型。證見胃痛反覆發作，吐酸，納少，腹脹便溏，舌質淡，苔薄白，脈細弱。

潰瘍通用方

【原料】　黨參九克，白朮九克，白芍藥十二克，炙甘草九克，木香六克，香附六克，丹參九克，煅瓦楞子三十克。

【用法】　每日一劑，水煎服；或水泛為丸吞服。

【功效】　健脾益胃，行氣導滯。

【主治】　適用於胃潰瘍脾虛氣滯型。證見胃脘疼痛，腹脹納差，打嗝胃食道逆流，舌淡，脈弦虛。

苓桂術甘湯

【原料】　茯苓十二克，肉桂十克，焦白術六克，炙甘草六克。

【用法】　水煎服，每日一劑。

【功效】　溫陽滌痰。

【主治】　適用於本病脾陽不足，寒飲留中型。證見中脘部特別怕冷，得暖則舒，精神不振，飲食少，大便軟溏，苔白滑，脈弦遲。

寒滯胃痛湯

【原料】　廣木香九克（後下），砂仁六克（後下），高良薑六克，延胡索九克，炙甘草六克。

【用法】　水煎服，每日一劑。

【功效】　溫中散寒，行氣化滯。

【主治】　適用於本病辨證屬於寒滯胃脘、胃氣不和型。證見胃脘部疼痛，喜溫喜按，大便溏薄，小便清長，舌白滑潤不膩，脈緩。

附桂四君子湯

【原料】　制附片十二克（先煎三十分鐘），肉桂九克，黨參十八克，焦白術六克，乾薑九克，炙甘草九

克，雲茯苓二十四克，益智仁五克。

【用法】 水煎服，每日一劑。

【功效】 溫補脾陽。

【主治】 適用於本病中焦虛寒型。證見胃脘部隱隱作痛，
喜溫喜按，口不渴，不欲食，大便稀溏，舌苔白
滑不膩，脈沉遲。

歸脾湯加味

【原料】 黃芪三十克，黨參三十克，當歸九克，焦白術九
克，茯苓九克，龍眼肉九克，酸棗仁十五克，
灶心土三十克（布包先煎），阿膠十五克（另烊
兌服）。

【用法】 水煎服，每日一劑。

【功效】 補脾攝血。

【主治】 適用於胃潰瘍並出血屬脾氣虛弱、氣不攝血型。
證見胃脘疼痛，喜溫喜按，面色蒼白，少氣懶
言，不思飲食，夜不安寐，大便色如柏油，舌淡
紅，脈細無力。

香砂六君子湯

【原料】 人參、茯苓、白術、制半夏各二十克，炙甘草、
陳皮各十克，木香、砂仁各二點四克，生薑三
片，大棗三枚。

【用法】 水煎服，每日一劑。

【功效】　　　益氣養胃。

【主治】　　　適用於本病脾胃氣虛、寒濕滯於中焦型。證見脘
　　　　　　　腹脹痛，納呆打嗝，嘔吐腹瀉，舌淡，脈緩弱。

健脾丸

【原料】　　　白朮十二克，木香、黃連、甘草各十克，白茯苓
　　　　　　　十克，人參六克，神曲、陳皮、砂仁、麥芽、山
　　　　　　　藥、肉豆蔻各十克。

【用法】　　　水煎服，每日一劑，日服兩次；或以蜜為丸，每
　　　　　　　次十克，每日兩次，可較長時期服用。

【功效】　　　健脾和胃，消食積，清鬱熱。

【主治】　　　適用於胃潰瘍脾胃虛弱食積化熱型。證見上腹部
　　　　　　　疼痛，遷延日久，反覆發作，食少難消，精神疲
　　　　　　　憊，苔膩，脈虛等。

補斂瘍湯

【原料】　　　黨參十二克，白朮十克，白芨十克，白芍藥十
　　　　　　　克，烏賊骨十五克，炙甘草十五克。

【用法】　　　以上藥物用清水浸泡三十分鐘，然後水煎二十分
　　　　　　　鐘，每劑煎兩次，將兩次藥液混合，分兩次溫
　　　　　　　服，每日一劑。

【功效】　　　益氣健脾，制酸止血。

【主治】　　　適用於本病脾胃虛弱型。證見胃脘綿綿作痛，食
　　　　　　　少納呆，倦怠乏力，吞酸嘈雜，大便溏稀，舌質

淡，脈虛弱。

健中調胃湯

【原料】 黨參十五克，白朮十五克，降香十五克，公丁香七點五克，薑半夏十克，甘草十克。

【用法】 先將上藥用適量清水浸泡三十分鐘，再放火上煎煮三十分鐘，每劑煎兩次，將兩次煎出之藥液混合。每日一劑，早晚各服一次。

【功效】 溫中散寒，緩中止痛。

【主治】 適用於本病陽虛氣滯型。證見空腹胃痛，得食則緩，喜熱喜按，嘈雜胃食道逆流，大便先硬後溏，矢氣頻作，舌淡紅，苔薄白，脈沉細。

雞蛋殼散

【原料】 雞蛋殼炭零點六克，生雞內金、丁香各零點二克。

【用法】 先用百分之九十五酒精灑在所需之雞蛋殼上，用火點燃，將雞蛋殼燒成炭，再按比例把雞內金、丁香放在一起，研成細末，放入瓶內，最好裝入膠囊備用。每次三克，每日三次，一星期為一個療程。

【功效】 溫中消食，制酸止痛。

【主治】 適用於本病脾胃虛寒型。證見上腹部隱隱作痛，喜溫喜按，嘔吐胃食道逆流，肢末欠溫，大便溏

薄，舌質淡，脈沉細。

連理湯

【原料】	生黃芪、當歸、黨參、甘松各九克，桂枝、附片、乾薑各三克，白芍藥、炙甘草、天仙藤各六克，飴糖三十克，紅棗八枚。
【用法】	以上藥物除飴糖外，清水浸泡三十分鐘，然後用水煎二十分鐘，每劑煎兩次，將兩次藥液混合，再加入飴糖放在小火上溶化。每日一劑，病情嚴重者可每日兩劑，晝夜服藥，頻頻飲服。
【功效】	溫補脾陽，調理氣血。
【主治】	適用於本病脾胃虛寒型。證見胃痛隱隱，泛吐清水，喜溫喜按，納食減少，神疲乏力，甚至手足不溫，大便溏薄，舌質淡，脈軟弱。

（四）胃下垂

1 胃下垂的含義

　　胃下垂是指站立時胃下緣達盆腔，胃小彎弧線最低點低於髂脊連線以下的一種慢性疾病。本病多見於形體瘦長的人，患者多有長期站立工作史。本病也可見於婦女生育多者。此外，消耗性疾病尤甚，是胃腸疾病進行性消瘦，以及喜臥床少活動者也易患此疾。本病屬於中醫學「胃脘痛」、「腹脹」等範疇。

2 胃下垂的臨床表現

臨床表現因其輕重有異，患者在早期如輕度胃下垂多無症狀，但病程較長，下垂程度較重如中度以上胃下垂者，可見胃腸動力差，分泌不良的表現，如上腹不適，食後易飽脹，飲食減少，消化不良，噁心打嗝，大便稀溏或便祕，腹部可有隱痛感，常於進餐後、久立或勞累後諸證加重，平臥可使症狀減輕。可伴其他臟器下垂，病久身體虛弱、失眠、心煩、心悸、低血壓等表現。

3 胃下垂健胃養生食譜

降升散

【原料】 旋覆花一百克，代赭石六十克，半夏、枳實、五靈脂各五十克，黨參、升麻、柴胡各三十克，白朮二十克，蒲黃四十克，砂仁十克。

【用法】 上藥共研細末備用。每次服十克，每日三次，溫開水送服。

【功效】 補中益氣，升清降濁，理氣活血。

【主治】 適用於本病中氣下陷型。證見脘腹脹滿，不食亦脹，打嗝頻頻，身體消瘦，倦怠乏力，不思飲食，舌質紫黯，苔薄，脈細澀。

益氣舉陷湯

【原料】 炙黃芪一百二十克，防風三克，炒白朮九克，炒

枳實十五克，煨葛根十二克，山茱萸十五克。

【用法】　以上藥物用清水浸泡三十分鐘，然後水煎二十分
　　　　　鐘，每劑煎兩次，將兩次藥液混合，分兩次溫
　　　　　服。每日一劑。

【功效】　升陽舉陷，益氣固表。

【主治】　適用於本病中氣下陷型。證見胃脘脹墜，納呆脘
　　　　　痞，形體瘦弱，自汗乏力，手心煩躁，口渴欲熱
　　　　　飲，舌質淡，脈虛弱。

溫陽滌痰升提湯

【原料】　茯苓三十克，肉桂九克，焦白術十二克，炙甘草
　　　　　九克，炙黃芪二十四克，升麻九克。

【用法】　水煎服，每日一劑。

【功效】　溫陽滌痰，升提中氣。

【主治】　適用於本病中氣下陷型、寒飲留中型。證見胃中
　　　　　終日漉漉有聲，中脘部怕冷，有時悶脹，少氣懶
　　　　　言，食欲不振，舌質淡紅，苔白滑，脈沉細緩。

五積散

【原料】　白芷十克，川芎六克，炙甘草六克，茯苓十克，
　　　　　當歸十克，肉桂五克，芍藥十克，半夏十克，陳
　　　　　皮十克，枳殼十克，麻黃五克，蒼術十克，乾薑
　　　　　五，桔梗十克，厚樸十克。

【用法】　上藥水煎，每日一劑，日服兩次。

【功效】　　芳香行氣和血，溫化寒濕，除痰消積。

【主治】　　適用於本病寒濕外侵，氣血痰積滯型。

證見胃脘腹脹滿，少氣懶言，不思飲食，倦怠乏力，大便稀溏，形體瘦弱，舌淡，脈虛弱。

白術散

【原料】　　鮮豬肚一個（洗淨，正面朝外），白術片兩百五十克（用水浸透）。

【用法】　　將白術入豬肚內，兩端用索線束緊，放入大瓦罐內加滿水（罐內須用洗淨碎瓦片墊在底上，以免豬肚黏在罐底上），置火上，煮一日，將豬肚內白術取出曬乾，焙枯，研成極細末。每日三次，每次三克，空腹時用米湯送服，以五劑為一個療程。另外，豬肚可切細燴食。

【功效】　　補中益氣。

【主治】　　適用於本病脾胃虛弱型。證見胃脘部沉墜不適，食欲不振，進食後脘腹脹悶，打嗝，倦怠乏力，體質瘦弱，舌質淡，脈虛弱。

牛肚方

【原料】　　牛肚一千克，新鮮荷葉兩張，茴香、桂皮、生薑、胡椒各適量。

【用法】　　將鮮荷葉置於砂鍋底，放入牛肚，加水浸沒，旺火燒沸後，改用中火半小時，取出，切成條

狀，再置於砂鍋中，放黃酒三匙，加茴香、桂皮少許，小火慢慢煨兩小時，然後加細鹽一匙，生薑及胡椒粉少量，再慢煨兩小時，至牛肚酥爛為佳。牛肚湯每日兩次，每次小半碗，牛肚可蘸醬油、醋佐餐吃。

【功效】　養胃和中。

【主治】　適用於本病脾胃虛弱型。證見胃脘不適，食後飽脹，有下墜感，乎臥則舒，形體消瘦，面色萎黃，氣短乏力，不思飲食，舌質淡，脈虛弱。

番茄糖醬紅山芋

【原料】　紅山芋兩百克，糖、番茄醬各適量。

【用法】　將紅山芋洗淨切片，上籠蒸熟，裝盤。另置一鍋，放少量水，燒開，加糖適量，再倒入番茄醬，加工成番茄糖醬，然後倒在裝盤的山芋片上，分頓食用。

【功效】　益氣提升。

【主治】　適用於本病中氣下陷型。證見腹脹，乏力短氣，形體羸弱，大便腹瀉，舌淡，脈虛弱。

羊脊骨粥

【原料】　羊脊骨一具，稻米適量，蔥白三莖。

【用法】　將羊脊骨搗碎，用五碗水先煎一小時，下稻米適量，蔥白切碎，同熬粥，空腹晨食。

【功效】　補益腎陽，益氣升陽。

【主治】　適用於本病元陽不足、中氣下陷型。證見先天不
　　　　　足，身體瘦弱，胃脘飽脹，站立則甚，平臥則
　　　　　舒，不思飲食，倦怠乏力，形寒肢冷，舌質淡，
　　　　　脈沉遲。

參蘆茶

【原料】　參蘆十克，冰糖三十克。

【用法】　將參蘆切成薄片，與冰糖一起加水燉煮後取
　　　　　汁飲用。

【功效】　健脾和中，益氣升提。

【主治】　適用於本病中氣下陷型。證見胃脘墜脹，伴有形
　　　　　體消瘦，少氣懶言，氣短乏力，飲食減少，舌質
　　　　　淡，苔白，脈虛弱。

補中益氣湯

【原料】　黃芪十五克，黨參六克，白術六克，陳皮五克，
　　　　　炙甘草六克，當歸三克，升麻四克，柴胡四克。

【用法】　水煎兩次，作兩次服，一日服兩劑。

【功效】　補中益氣。

【主治】　脾胃氣虛。證見發熱，自汗出，渴喜溫飲，少氣
　　　　　懶言，體倦肢軟，面色㿠白，大便稀溏，脈洪而
　　　　　虛，舌質淡，苔薄白。

升陽健脾湯

【原料】　　制附子十克，白術十克，焦艾葉十二克

【用法】　　水煎服，煎兩次，作兩次服，每日兩劑。

【功效】　　溫陽暖脾，補虛升陽。

【主治】　　胃脘痛（胃下垂）。證見胃脘痛，腹脹，納
　　　　　　差，消瘦，疲乏無力，舌質淡紅，苔薄白，脈
　　　　　　弦細弱。

大柴胡湯

【原料】　　柴胡十克，枳殼十克，黃芩十克，半夏十克，蒼
　　　　　　術十克，厚樸十克，陳皮十克，白芍十五克，大
　　　　　　黃六克，蘆根三十克，甘草五克。

【用法】　　水煎服，每日一劑，分兩次溫服。十五天為一療
　　　　　　程，療程間隔三天。一般治療三個療程。

【功效】　　疏肝理氣，化濕和胃。

【主治】　　胃下垂。證見胃脘脹滿，灼熱疼痛，牽及右脅，
　　　　　　打嗝則舒，心緒刺激加重，食欲欠佳，食後小腹
　　　　　　脹墜明顯，口乾口苦，大便常祕結，面容消瘦。
　　　　　　舌質紅、苔薄黃膩，脈弦細數。

參芪補氣湯

【原料】　　黨參十五克，黃芪十五克，雲苓二十五克，山藥
　　　　　　十五克，當歸十五克，山楂十五克，柴胡十二
　　　　　　克，郁金十二克，白術十二克，枳殼十二克，雞

內金十二克，升麻九克，陳皮九克，甘草九克，大棗十枚。

【用法】　水煎兩次，作兩次服，一日服兩劑。

【功效】　補中益氣，提升。

【主治】　胃下垂。

黃芪補氣湯

【原料】　黃芪三十克，黨參十克，半夏十克，炙甘草十克，羌活十克，獨活十克，防風十克，白芍十克，陳皮六克，白術十克，茯苓十克，澤瀉十克，柴胡十克，黃連兩克，大棗三枚，生薑五片。

【用法】　水煎兩次，作兩次服，一日服兩劑。

【功效】　補中益氣，提升。

【主治】　胃下垂。

調肝益胃湯

【原料】　柴胡十克，白芍十五克，青皮十二克，陳皮十二克，黃芪三十克，黨參十五克，白術十二克，茯苓十五克，山藥十五克，枳實十克，山萸肉十二克，煨葛根十二克，炙甘草六克，生薑九克。

【用法】　水煎服，每日一劑，每早晚飯後半小時服為主。

【功效】　升陽益氣，溫補腎陽，養血疏肝，健脾散寒。

【主治】　胃下垂。證見上腹部疼痛發脹，打嗝胃食道逆

流，體倦乏力，不欲進食，腹脹滿疼痛，情志不遂，心煩胸悶，大便時乾時稀，腰痛不適怕冷。舌質紅苔薄白微膩，脈弦細。

（五）胃神經官能症

1 胃神經官能症的含義

胃神經官能症，或稱胃神經症，是以胃腸運動和分泌功能紊亂，而無器質性病變為特徵的綜合症，可表現為神經性嘔吐、神經性打嗝（吞氣症）和神經性厭食等。多與腸神經官能症並見合稱「胃腸神經官能症」。本病的發病率較高，多見於青壯年，以女性居多。

本病屬於中醫「郁證」、「臟躁」、「百合病」範疇，由於臨床症狀各異，又可見於「嘔吐」、「打嗝」、「納呆」及「反胃」、「吞酸」、「嘈雜」、「腹脹」、「胃痞」、「胃脘痛」等病證範圍。本症常因心緒內傷，肝郁失卻條達，脾胃氣機受阻，升降失調所致，除胃脘症狀外，多伴有精神渙散、失眠多夢、恐慌焦慮等精神症狀。臨床上除藥物治療外常配合精神療法和其他療法治療。

2 胃神經官能症的臨床表現

本病起病大多緩慢，病程可積年累月，發病呈持續性或反覆發作。臨床表現以胃脘部症狀為主。患者常有反酸、打嗝、

厭食、噁心、嘔吐、劍突下灼熱感、食後飽脹、上腹不適或疼痛，可同時伴有神經官能症的其他常見症狀如倦怠、健忘、頭痛、心悸、胸悶、盜汗、神精和憂慮等。常見的臨床類型有：神經性嘔吐、神經性打嗝（吞症）、神經性厭食等。

（1）神經性嘔吐

往往在進食完畢後突然發生嘔吐，一般無明顯噁心，嘔吐並不費力，嘔吐量不多，且不影響食欲或食量，常在嘔吐後即可進食，因此多無明顯營養障礙。神經性嘔吐還可伴有癔病的臨床表現，因此也稱為「癔病性嘔吐」。

（2）神經性打嗝

有反覆發作的連續性打嗝。患者企圖透過打嗝來解除胃腸充氣所造成的腹部不適或飽脹。事實上是由於不自覺的反覆吞入大量空氣才打嗝不盡。此病也有癔病表現，多為有人在場時發作或加重。

（3）神經性厭食

是以厭食、嚴重的體重減輕和閉經為主要表現，患者多為青春期女性，對於進食和肥胖有根深蒂固的厭惡心理。厭食往往出於企圖節制飽食以保持體形美的動機。長期少食，體重極度減輕可達原體重的百分之四十到百分之五十而呈惡病質。患者常有神經內分泌功能失調，表現為閉經、低血壓、心動過緩、體溫過低、飢餓感喪失等。

3 胃神經官能症健胃養生食譜

升麻補胃湯

【原料】　甘草、升麻、柴胡、草豆蔻、黃芪各五克，半夏
　　　　　九克，當歸身、乾薑各六克，紅花三克。

【用法】　水煎兩次，作兩次服，一日服兩劑。

【功效】　益氣升陽，溫中止瀉。

【主治】　因內傷而服牽牛、大黃等藥以致腹瀉過多，腹
　　　　　中大痛。

調胃方

【原料】　北黃芪十五克，太子參十五克，丹參十五克，
　　　　　枳殼十二克，春砂仁六克（後下），烏賊骨十五
　　　　　克，茜草根九克，蒲公英十二克，白芍十五克，
　　　　　炙甘草六克。

【用法】　水煎兩次，作兩次服，一日服兩劑。

【功效】　益氣和胃，制酸止痛。

【主治】　胃痛。證見胃脘疼痛，饑則發作，得食痛減，嘈
　　　　　雜吞酸，舌淡紅，苔薄白，脈弦緩。

五香薑醋魚散

【原料】　藿香十二克，砂仁十二克（後下），草果仁十二
　　　　　克，橘皮十克，五味子十克。

【用法】　上藥研細末。取鮮鯉魚一條，放油鍋內煎、炸數

分鐘，加入碎生薑五克，藥末三克，翻動後加入米醋一小杯，放入菜盤內令病人嗅之，使病人口流唾液，然後令病人作菜食用。

【功效】　行氣化濕，芳香和中。

【主治】　厭食。證見厭食，或食欲不振，打嗝，噯氣，神疲乏力，眩暈，面色萎黃，舌質淡紅，苔薄白，脈細緩。

旋覆代赭湯

【原料】　旋覆花九克，黨參六克，代赭石三十克（先煎），法半夏十二克，生薑十五克，炙甘草九克，大棗四枚。

【用法】　水煎兩次，作兩次服，一日服兩劑。

【功效】　降逆化痰，益氣和胃。

【主治】　胃氣虛弱，痰濁內阻，胃氣上逆所致之心下痞硬，噫氣不除，吐涎沫，反胃嘔吐，舌苔白滑，脈弦而虛。

新制橘皮竹茹湯

【原料】　橘皮十克，竹茹十克，生薑汁十五毫升（沖服），柿蒂十克。

【用法】　水煎兩次，作兩次服，一日服兩劑。

【功效】　降逆止呃，清熱除煩。

【主治】　胃熱打嗝。證見打嗝聲重有力，口渴，喜冷飲，

心煩熱，舌紅苔黃，脈數。

橘皮竹茹湯

【原料】　橘皮六克，竹茹五克，大棗三枚，生薑五克，甘
　　　　　草兩克，人參三克，茯苓十二克，法夏九克，麥
　　　　　冬九克，枇杷葉十二克。

【用法】　水煎兩次，作兩次服，一日服兩劑。

【功效】　清熱降逆，止嘔和胃。

【主治】　胃熱口渴。證見口渴，嘔噦不食，舌質紅絳，苔
　　　　　黃，脈數。

柿蒂湯

【原料】　丁香二點五克，柿蒂六克，生薑六克。

【用法】　水煎兩次，作兩次服，一日服兩劑。

【功效】　溫中降逆。

【主治】　打嗝。證見打嗝不止，胸滿不舒，口淡，泛清
　　　　　涎，喜熱飲，舌淡苔白，脈緩無力。

柿錢散

【原料】　丁香三克，柿蒂八克，人參三克。

【用法】　為散，一次服三克，一日服三次，溫開水送服；
　　　　　亦可水煎兩次，作兩次服，一日服兩劑。

【功效】　補虛降逆。

【主治】　脾胃虛寒，或病久打嗝，體瘦乏力，口淡不飲，

食少聲低，舌質淡，苔白，脈緩弱。

加味完帶湯

【原料】　白朮三十克，山藥三十克，黨參十克，枳殼十克，酸棗仁十克，遠志十克，白芍十五克，車前子九克，甘草三克，芥穗三克，柴胡三克，砂仁三克，蒼朮六克，陳皮六克，琥珀六克。

【用法】　水煎服，煎兩次，分兩次服，每日一劑。好轉後每週一到兩劑。

【功效】　補益脾胃，疏肝理氣，寧心安神。

【主治】　腸神經官能症。

清熱養陰茶

【原料】　甘菊九克，霜桑葉九克，帶心麥門冬九克，羚羊角十五克，雲茯苓十二克，廣陳皮四點五克，炒枳殼四點五克，鮮蘆根兩支。

【用法】　將蘆根切碎，上藥共研為粗末。每日一劑，水煎代茶飲，溫服。

【功效】　清熱養陰，清肝和胃。

【主治】　適用於本病肝旺胃弱型。證見於噁心嘔吐，打嗝吐酸，口苦咽乾，舌質紅，苔黃，脈弦細。

加味完帶湯

【原料】　白朮、山藥各三十克，黨參、枳殼、酸棗仁、遠

志各十克，白芍藥十五克，車前子九克，甘草、荊芥穗、柴胡、砂仁（後下）各三克，蒼術、陳皮、琥珀各6克。

【用法】 以上藥物清水浸泡三十分鐘，然後水煎二十分鐘，每劑煎兩次，將兩次藥液混合，分兩次溫服。每日一劑。

【功效】 疏肝健脾，寧心安神。

【主治】 適用於本病肝鬱脾虛、擾動心神型。證見脘脅脹滿，倦怠乏力，不思飲食，面色蒼白，大便溏稀，伴有心悸，心慌，失眠，健忘，舌質淡，苔白，脈弦滑。

元鬍子痛湯

【原料】 延胡索十克，川楝子十克，茵陳十克，甘草六克，白術十二克，茯苓十五克，焦三仙十克，大黃六克，生薑三片，大棗三枚。

【用法】 以上藥物清水浸泡三十分鐘，然後水煎二十分鐘，每劑煎兩次，將兩次藥液混合，分兩次溫服。每日一劑。

【功效】 疏肝理氣，和胃止痛。

【主治】 適用於本病肝氣犯胃型。證見胃脘脹痛，脘痛連脅，打嗝頻繁，大便不暢，不思飲食，每因心緒不舒而痛作，苔薄白，脈弦。

五花芍草湯

【原料】　玫瑰花六克，佛手花九克，綠萼梅九克，白扁豆花九克，厚樸花九克，生白芍藥九克，炙甘草三克。

【用法】　將藥物用適量清水浸泡三十分鐘，然後煎煮三十分鐘，每劑煎兩次，將2次煎出的藥液混合，每日一劑，早晚各服一次。

【功效】　疏肝行氣，調和肝胃。

【主治】　適用於本病肝胃不和、氣機鬱滯型。證見受精神刺激後脘脅疼痛，打嗝嘔噁，腹脹納少，口苦，喜息，舌淡，苔薄黃，脈弦細。

抑肝和胃湯

【原料】　旋覆花十克（布包），代赭石三十克（先煎），制半夏九克，粉甘草兩克，淡吳茱萸四點五克，薑川黃連兩克，制厚樸五克，陳皮三克，赤茯苓十二克，蒼術五克，建澤瀉一百四十克，紫油肉桂零點三克，生薑一片，薑竹茹十克。

【用法】　將淡吳茱萸、薑川黃連先在砂鍋內同炒，然後與諸藥同水煎，每日一劑，煎液分兩次服完，病重時少量頻飲，兩到三小時服一次。

【功效】　抑肝和胃，降逆化飲。

【主治】　適用於本病肝鬱化火，肝火犯胃型。證見打嗝，

噁心，嘔吐酸苦水，不思飲食，腹脹滿疼痛，苔
薄黃，脈弦數。

丁香柿蒂湯

【原料】　丁香六克，柿蒂六克，人參三克，生薑六克。
【用法】　水煎服。
【功效】　益氣溫中，降逆止嘔。
【主治】　本方適用於膈肌痙攣或神經性打嗝屬胃氣虛寒，
　　　　　失於和降型。證見打嗝，嘔吐，脘悶，胸痞，舌
　　　　　淡，苔白，脈沉遲。

沉香柿蒂散

【原料】　沉香十五克，柿蒂十五克，紫蘇十克，白蔻
　　　　　仁十克。
【用法】　將上藥共研成細末，備用。每日兩次，每次三到
　　　　　五克，溫開水沖服。
【功效】　散寒化濕，降逆止嘔。
【主治】　適用於本病寒濕困脾型。證見久嘔不止，胸脘脹
　　　　　滿疼痛，食欲不振，口淡無味，大便溏稀，苔白
　　　　　膩，脈滑。

臍痛速效方

【原料】　胡蘆巴十到十五克，熟附片十到十五克，白術十
　　　　　到十五克，茯苓十五到二十克，白芍藥十二克，

生薑十五克,小茴香六克。

【用法】　熟附片先煎煮半小時,納入餘藥,再煎煮半小時。每劑煎三次,共得藥汁五百毫升。每日一劑,將三次煎取的藥汁混合,早、午、晚飯前各服一次。

【功效】　散寒止痛。

【主治】　適用於本病寒凝冷結型。證見臍痛,喜溫喜按,舌淡苔白滑,脈沉遲。

增液複津方

【原料】　生地黃十克,玄參十克,麥門冬三克,砂仁三克(後下)。

【用法】　上藥用冷水浸泡三十分鐘,再煎煮三十分鐘,每劑煎兩次,將兩次煎出的藥液混合,每日一劑,早、晚各服一次。

【功效】　滋陰和胃。

【主治】　適用於本病胃陰不足型。證見口乾欲飲,飲不解渴,大便乾結,舌光剝無苔,脈細數。

溫膽湯

【原料】　枳實十克,竹茹十克,陳皮十五克,半夏十克,茯苓十五克,炙甘草六克。

【用法】　水煎服,每日一劑。

【功效】　燥濕化痰,清熱除煩。

【主治】　適用於本病痰熱中阻、升降失常型。證見腹瀉稀
　　　　　便，腹脹痛，勞累或飲食不慎即發口苦，嘔噁，
　　　　　舌淡，苔黃白相間，脈滑數。

豬膽紅豆散

【原料】　鮮豬膽一個，紅豆三粒。

【用法】　將紅豆放入豬膽內，掛於屋簷下，待其陰乾後研
　　　　　成細粉，備用。每日服兩次，每次一克，溫開
　　　　　水沖服。

【功效】　清熱降逆止呃。

【主治】　適用於本病胃火上逆型。證見呃聲洪亮，持續有
　　　　　力，伴口臭，煩渴，小便短赤，大便祕結，舌質
　　　　　紅，脈數。

神仙一塊氣

【原料】　青皮、陳皮、三棱、香附、莪術各三十克，神
　　　　　曲、麥芽、萊菔子、白醜、檳榔、郁金、黃連各
　　　　　十五克，枳實九克，皂角刺七點五克，百草霜七
　　　　　點五克。

【用法】　上藥研為細末，麵糊為丸，如綠豆大，每服三十
　　　　　到五十丸。

【功效】　疏肝理氣，導滯化痰。

【主治】　適用於本病氣滯食積型。證見胸膈痞滿，氣聚竄
　　　　　痛或胸脅刺痛，噯腐吞酸，矢氣臭穢，舌淡，苔

膩，脈弦。

脘腹躑痛湯

【原料】　延胡索、白芍藥、川楝子、生甘草、海螵蛸、制
香附各九克，蒲公英十五克，沉香曲十二克，烏
藥六克。

【用法】　水煎服，每日一劑；或研末，溫開水吞服。

【功效】　調氣血，止胃痛。

【主治】　適用於本病氣血不調型。證見脘腹拘急、疼痛，
時作時止，舌紅苔薄，脈弦。

越鞠丸

【原料】　香附十克，蒼術十克，川芎十克，山梔十克，神
曲十克。

【用法】　共研末，以蜜為丸，每服六到九克；或水煎服，
每日一劑。

【功效】　行氣解鬱。

【主治】　適用於本病氣、血、痰、火、濕、食鬱結型。證
見胸膈痞悶，脘腹脹滿，吞酸嘔吐，飲食不化，
舌淡紅，苔白膩或黃膩脈弦滑。

血府逐瘀湯

【原料】　桃仁十二克，紅花九克，當歸九克，生地黃九
克，川芎五克，赤芍藥六克，牛膝九克，桔梗五

克，柴胡三克，枳殼六克，甘草三克。

【用法】　水煎服，每日一劑。

【功效】　活血化瘀，行氣止痛。

【主治】　適用於本病瘀血中阻、氣行不暢型。證見打嗝
　　　　　伴心下刺痛，日久不癒，舌有瘀斑，瘀點，
　　　　　脈弦實。

小承氣湯加味

【原料】　川厚樸二十四克，枳實九克，大黃九克（泡開水
　　　　　沖服），炒萊菔子十五克，炮乾薑六克。

【用法】　水煎服，每日一劑。

【功效】　溫通氣滯。

【主治】　適用於本病腸腑氣滯型。證見大便數日一行，便
　　　　　如羊屎，腹脹滿不舒，左少腹為甚，苔白而厚
　　　　　膩，中心更甚，脈沉細澀，重按尚有力。

柿蒂加味湯

【原料】　公丁香三克，炒柿蒂六克，薑竹茹六克，旋覆
　　　　　花十克（包），代赭石三十克（先煎），制半夏
　　　　　十克，川黃連、廣陳皮各四點五克，清炙枇杷葉
　　　　　十二克。

【用法】　水煎服，每日一劑。

【功效】　理氣化痰，和胃降逆。

【主治】　本方適用於本病痰氣阻滯、胃失和降型。證見打

嗝，胃食道逆流，胃脘脹悶隱痛，口乾苦，頭脹痛，舌淡胖，脈濡。

（六）胃癌

1 胃癌的含義

胃癌是發生於胃黏膜上皮的惡性腫瘤，也是一種最常見的惡性腫瘤。中國發病率為十分之二十二點八六萬；男性發病多於女性，約為三到四比一；多發生於四十歲以上成人；治療後的五年平均生存率為百分之二十五。中國每年大約有十六萬人死於胃癌。胃癌早期患者往往無明顯症狀，即使出現胃脘不適、脹滿，也與慢性胃炎、潰瘍相似而無特異性。隨著癌瘤的發展，胃的功能出現障礙，並形成潰瘍甚至發生胃壁蠕動和胃容積的改變，常在發生梗阻時才出現明顯的症狀；至於腹部出現腫塊及淺淋巴結轉移時，已經是晚期，治療和預後極差。

現代醫學研究認為，本病的發生因素和條件與外界飲食因素（長期食用醃製蔬菜、燻製食物、乾鹹魚等，因其中含致癌物質）和遺傳因素及某些胃本身的慢性病變（慢性病變、胃潰瘍、慢性胃炎）等有關。

胃癌與中醫的噎膈反胃、胃脘痛、積聚、伏梁等病的症狀相似。《素問‧邪氣臟腑病形篇》記載：「胃病者腹脹，胃脘當心而痛，」「膈咽不通，飲食不下」。這與胃癌出現胃脘疼痛、

進食困難相似。宋代嚴用和在《濟生方》中說：「伏梁之狀起於臍下，其大如臂，上至心下，擾梁之橫架於胸膈者，是為心積，其病腹熱面赤，咽乾心煩，甚則吐血，令人食少肌瘦。」這一描述說明在胃的位置處有一腹塊，與現代醫學所說的胃癌很相似。

2 胃癌的臨床表現

胃鏡發現的早期胃癌，不少患者沒有症狀，有些只有輕度的非特異性消化不良，很難歸結由胃癌所引起。此時體檢亦無特殊體徵發現。

由於早期胃癌診斷不易。故患者就診時多已是中晚期。胃納不佳、食無味和體重減輕為常見之症狀。這些症狀也無特異性，且與腫瘤大小不相關。易飽感、腹脹、咽下困難和上腹不適或不嚴重的上腹鑽痛均屬後期表現。易飽感是指患者雖感飢餓，但稍一進食即覺胃脹而無食欲，是胃壁嚴重受累的表現，多見於皮革胃。咽下困難見於賁門癌或胃底癌腫已延及賁門-食道交接處者。嘔吐亦可見於沒有幽門梗阻但有廣泛胃壁浸潤而影響正常運動者。上腹痛常見，約四分之一的疼痛規律如消化性潰瘍，特別見於小彎側或幽門區的潰瘍型癌腫患者；但大多數患者的腹痛出現於餐後，無間歇性，且不能用食物或制酸藥獲得緩解。有劇烈上腹鑽痛而放射至背時，表示腫瘤已穿透入胰腺。

胃癌常有慢性小量滲血而造成缺鐵性貧血，患者感軟弱無力和疲乏倦怠。潰瘍型癌引起大出血和嘔血者少見，但可發生，且可為首發症狀。如癌腫有轉移，則可出現相應臟器受累，其表現包括黃疸、腹瀉、骨痛、咳嗽、氣急、腹脹伴腹水、發熱、打嗝、偏癱等。

體徵以腹部腫塊為突出，多在上腹偏右近幽門處，可呈結節狀，質堅實，有壓痛，可移動。胃體腫瘤有時可觸及，但賁門處癌則不易觸及。肝臟可因轉移而腫大，可捫及堅硬結節，呼吸時在其表面可聽到摩擦音。腹膜轉時可發生腹水。淋巴轉移可引起左鎖骨上內側淋巴結腫大，質硬，多不能移動。卵巢受侵時右下腹可捫到包塊，同時伴有陰道出血為其特點。肛門指檢在胃腸周圍可捫到結節狀壁。在臍孔處有時也可捫到堅硬結節。

伴癌的特殊體徵可先胃癌之察覺而出現，主要有：①反覆發作性血栓性靜脈炎；②黑棘皮病，皮膚色素沉著，尤在兩腋；③皮肌炎。

（1）出血

百分之五的患者有大量出血症狀，三分之一患者有黑糞，可為胃癌的首發症狀。

（2）幽門、賁門梗阻

位於幽門的癌腫，特別是贅生性腫塊易引起幽門梗阻，臨床表現與消化性潰瘍所引起者相同，但低氯性鹼中毒少見。位

於賁門的癌腫常引起賁門梗阻，症狀有咽下困難和疼痛，全身症狀有消瘦、營養不良和惡病質等。

（3）穿孔

比良性潰瘍少見，多出現在潰瘍型，常發生於幽門前區。

（4）其他

大多數有貧血，由於慢性出血和癌腫引起的營養不良所致，常為缺鐵性貧血，偶為巨紅細胞性貧血。

3 預防胃癌健胃養生食譜

胃犢飲

| 【原料】 | 白花蛇舌草三十克，半枝蓮三十克，烏骨藤十五克，石見穿十二克，藤梨根十克，白蚤休十克，枳實十克，法半夏十克，薏苡仁三十克。 |

【用法】　水煎服，每日一劑，煎兩到三次服。

【功效】　解毒化痰，軟堅散瘀。

【主治】　胃癌。證見胃脘痛固定不移，或有腫塊按之堅硬，嘔吐痰食，精神疲乏，大便乾澀，或見黑便，舌質暗晦，苔白，脈弦澀。

三棱莪術活血湯

【原料】　三棱九克，莪術九克，代赭石十五克，旋覆花九克，海藻十五克，赤芍藥九克，昆布十五克，鱉甲十五克，夏枯草六十克，白茅根三十克，白花

173

蛇舌草六十克。

【用法】　水煎服。上藥加水兩千五百毫升熬至一千毫升，去渣，加蜂蜜六十克調和，分兩日或三日十次服完。

【功效】　活血化瘀，清熱解毒，軟堅散結。

【主治】　胃癌。證見胃脘脹痛，串及兩肋，打嗝不舒，打嗝陳腐，或有嘔吐反胃，大便乾結，舌質紅，苔薄黃，脈弦細。

二參半夏湯

【原料】　人參十克，黨參十五克，白術十五克，茯苓十五克，半夏十克，良薑六克，蓽茇十克，梭羅子十克，陳皮六克，甘草六克，生黃芪二十克，草蔻十克。

【用法】　水煎服，煎兩次，分兩次服，每日一劑。

【功效】　溫中散寒，健脾和胃。

【主治】　胃癌。證見胃脘喜按喜溫，喜渴熱飲，面色蒼白，肢涼便溏，脈沉細。

白蛇六味丸

【原料】　白果十二克，蛇莓十二克，龍葵十五克，丹參三十克，當歸二十克，郁金十五克。

【用法】　水煎服，煎兩次，分兩次服。每日一劑。另外加用蟾蜍皮注射液，一般用藥二十到四十毫升，溶

於百分之五葡萄糖溶液五百毫升內，並加維生素
C 三千毫克，靜脈滴注，連用七天，休息三天為
一週期，共用六週期為一療程，停藥兩個月後重
複治療。

【功效】　清熱解毒，活血祛瘀。

【主治】　晚期胃癌。證見面色萎黃，胃脘隱痛，喜按惡
涼，嘔吐，頭暈目眩，心悸氣短，脘脹納少，舌
質暗晦，苔少，脈沉細且無力。

扶正健脾湯

【原料】　黨參、芡實、熟地黃、太子參、白花蛇舌草、毛
藤各十五克，白朮、茯苓、淮山藥、枸杞、女貞
子各十二克，甘草四克，生黃芪三十克，絞股藍
十八克。

【用法】　上藥水煎服，每日一劑。同時配合西藥化療。

【功效】　補益扶正，解毒抑瘤。

【主治】　胃癌。

和氣養榮湯

【原料】　廣郁金、醋元胡、炒白朮、炒當歸、綿黃芪、蓬
莪術、穀芽、麥芽各十克，雲茯苓、炒白芍、炒
黨參各十二克，綠萼梅六克，生甘草三克。

【用法】　上藥每日一劑，分早中晚三次煎服，亦可製成溶
液，加適量防腐劑封裝儲存，取用更為方便。每

個療程三十劑，停藥五天，再開始下個療程。一般完成三到五個療程後，停藥觀察一段時間，以後再適量服之。

【功效】　和氣養榮，扶正抗癌。

【主治】　胃癌。胃脘隱痛，腫塊，便血，嘔血，消瘦乏力，面色不榮。

小攻堅丸

【原料】　馬錢子三十克，活蝸牛十五克，蜈蚣四十五克，乳香三克，帶子蜂房十五克，全蠍十克。

【用法】　按上述比例配製，先將馬錢子用開水泡二十四小時後，換清水連續浸七到十天，再去皮曬乾，用麻油炒黃研粉，將蜈蚣、全蠍、蜂房炒微黃、研粉，將蝸牛搗爛，曬乾研粉，乳香研粉，諸藥混勻後，用米糊泛丸，每克含有六粒。每次服十粒，每日兩次。

【功效】　清熱解毒，活血祛瘀。

【主治】　胃癌。

健脾補腎湯

【原料】　黨參、枸杞子、女貞子各十五克，白術、菟絲子、補骨脂各九克。

【用法】　上藥水煎服，每日一劑，一日兩次。

【功效】　健脾補腎，扶正抗癌。

【主治】　　　胃癌。

半枝蓮解毒湯

【原料】　　　半枝蓮三十克，白花蛇舌草三十克，紫草根三十
　　　　　　　克，夏枯草三十克，生淮山藥十五克，生雞內金
　　　　　　　十克，黨參十克，茯苓十克，白茅根三十克，旋
　　　　　　　覆花十克（另包煎），法半夏六克，白術十克，
　　　　　　　山萸肉十克，台烏藥十克，木香十克，陳皮六
　　　　　　　克，麥芽十五克，穀芽十五克，香附十克，紅
　　　　　　　棗五枚。

【用法】　　　將上藥用兩千五百克清水浸泡二十分鐘後，先用
　　　　　　　大火煮沸，再以小火煎三小時，煎成一千克水，
　　　　　　　去渣後加蜂蜜一百二十克。每日一劑，分三到五
　　　　　　　次服完。

【功效】　　　清熱解毒，活血袪瘀，行氣消食。

【主治】　　　胃癌。

和胃化結湯

【原料】　　　黨參、黃芪、芡實、建蓮肉各十五克，白術、
　　　　　　　茯苓、熟地黃、黃精各十二克，甘草三克，大
　　　　　　　棗六克，沙參、羊肚棗各十克，杞子九克，田
　　　　　　　三七（研沖）一點五克，白毛藤、白花蛇舌草各
　　　　　　　三十克。

【用法】　　　上藥水煎服，每日一劑，一日兩次。

【功效】　　益氣和胃，養血消瘀。
【主治】　　胃癌。

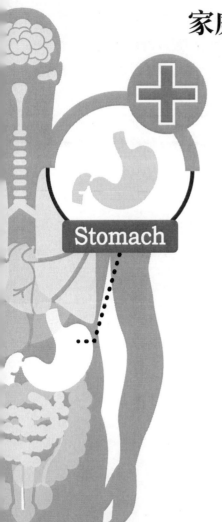

家庭理療健胃養生食譜

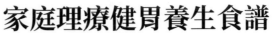

湯羹類

銀耳鴿蛋羹

【原料】	乾銀耳十克，鴿蛋四個，冰糖五十克，熟豬油少量。
【做法】	在四個酒盅裡抹上豬油，然後每盅打入鴿蛋一個，上籠用小火蒸三分鐘左右出籠，將鴿蛋起出放在清水中漂起。②乾銀耳發開後，擇盡蒂頭，將銀耳葉片反覆揉碎，撈出放入鍋內，加水約一千五百毫升，置大火上燒沸，改小火燉三到四小時，至銀耳熟爛汁稠，放入冰糖溶化，撇去浮沫，下鴿蛋煮沸即可。
【保健應用】	溫熱頓服，早、中、晚空腹各服一次，可長期服至見效。養陰潤燥，補虛生津。
【功能主治】	陰虛腸燥所致的便祕。銀耳苡米羹
【原料】	苡米仁五十克，水發銀耳十克，白糖、澱粉適量。
【做法】	將苡米仁洗淨泡透，與銀耳同煮粥，加白糖、澱粉勾芡，煮熟即可。
【保健應用】	每日早晚，溫熱服食。補五臟，益虛勞，抗癌瘤。
【功能主治】	食道癌正氣已衰者。

慈姑蘆筍羹

【原料】　　　山慈姑二十克，蘆筍三百克，冰糖適量。

【做法】　　　山慈姑外皮刮去，切片；蘆筍切片；將二者放入鍋內加清水煮熟，撈出放入碗內，加冰糖、味精，上籠蒸二十分鐘，蒸熟即可。

【保健應用】　佐餐食用。清熱解毒和胃，軟堅散結消痰。

【功能主治】　用於胃脘脹痛、食欲不振、吞嚥困難、打嗝噯氣，具有熱象的胃癌。

龜肉羹

【原料】　　　烏龜一隻，紅糖十克，胡椒七粒。

【做法】　　　用開水將龜燙兩到三分鐘，從頸後下刀，揭去硬殼，去內臟、頭和爪尖，刮淨皮膜，用清水洗淨，切成約兩公分的方塊，再用沸水汆透，撈出洗淨。②將龜肉塊、紅糖、胡椒同入砂鍋中，加清水適量，先用旺火燒開，改用小火燒燉至肉熟爛即可。

【保健應用】　溫熱空腹食之，每食適量。益陰補血，和中止痢。

【功能主治】　陰虛痢，證見久痢不癒，下痢赤白黏凍或腸風便血，腹痛綿綿，心中煩熱，咽乾口燥，午後潮熱，體虛乏力等。

靈芝銀耳羹

【原料】　　靈芝九克，銀耳六克，冰糖十五克。

【做法】　　銀耳用溫水發泡好，去除雜質，洗淨後入鍋內，
　　　　　　加水適量，放入洗淨的靈芝，小火燉兩到三
　　　　　　小時，至汁濃時，撈出靈芝，加入冰糖，再稍
　　　　　　燉即可。

【保健應用】　每日一劑，五到六日為一療程。養陰潤燥，益
　　　　　　胃生津。

【功能主治】　慢性萎縮性胃炎。

蓮子桂花羹

【原料】　　蓮子六十克，桂花兩克，白糖適量。

【做法】　　先將蓮子用清水浸泡兩小時，去心，入砂鍋中，
　　　　　　加水煮 1 小時，至蓮肉酥爛，加入桂花、白糖，
　　　　　　再燉五分鐘即可。

【保健應用】　每日晨起空腹食之，二十天為一療程。補心益
　　　　　　脾，溫胃止痛。

【功能主治】　胃潰瘍，證見胃脘冷痛兼有心悸、失眠等。

木耳柿餅羹

【原料】　　黑木耳十克，柿餅六十克，冰糖、水澱粉
　　　　　　各適量。

【做法】　　先將柿餅去蒂、切丁；木耳用熱水泡發，撕成小
　　　　　　塊；然後將柿餅丁、碎木耳倒入鍋內，加入水適

量，先用大火燒沸，後改用小火燉十五分鐘，用
水澱粉勾芡，放入冰糖汁攪勻，再煮沸即可。

【保健應用】 佐餐食之。健脾澀腸。

【功能主治】 腸炎，痢疾。

羊肉羹

【原料】 羊肉五百克，蘿蔔三百克，草果三克，陳皮三
克，生薑三克，良薑三克，蓽菝三克，胡椒三
克，蔥白三克。

【做法】 羊肉漂洗乾淨，剔去筋膜，切成小塊，入沸水中
焯片刻撈出，再洗淨；蘿蔔洗淨切成滾刀塊；草
果、陳皮、良薑、蓽菝裝入潔淨紗布袋並束好
口；胡椒、生薑拍破，蔥白切成節。將羊肉塊、
蘿蔔、藥布袋、胡椒及薑蔥同放入砂鍋中，加水
兩千克，先用旺火燒沸，撇去浮沫，移小火上
煨兩到三小時，以羊肉熟爛為度，撈出藥袋、薑
蔥，稍加調味即可。

【保健應用】 趁熱適量食之，佐餐或單食均可。溫中補虛，散
寒止痛。

【功能主治】 慢性胃炎辨證為脾胃虛寒型適宜。

金絲鯉魚羹

【原料】 金絲鯉魚一尾（約五百克），胡椒粉十一克，
鹽、醬、蔥各適量。

【做法】　鯉魚去鱗、鰓及內臟，洗淨，放鍋中，加水適
　　　　　量，並放胡椒末、鹽、醬、蔥，煮至魚熟即成。

【保健應用】溫熱吃魚喝湯，不拘時，飽食之。溫中補虛，解
　　　　　毒止痢。

【功能主治】不思飲食，食即吐出，或嘔不能食的痢疾症。

砂仁藕粉羹

【原料】　砂仁一點五克，木香一克，藕粉、白糖各適量。

【做法】　將砂仁、木香共研細末，與藕粉、白糖加適量開
　　　　　水調成糊狀。

【保健應用】每日一劑，分一到兩次服。疏肝理氣，健
　　　　　脾止瀉。

【功能主治】潰瘍性結腸炎，伴胸脅脹痛，脘悶納呆等。

鯽魚羹

【原料】　大鯽魚一千克，大蒜（去皮）二十克，白胡椒、
　　　　　花椒、陳皮、縮砂仁、蓽菝各六克，蔥白、鹽、
　　　　　醬、生薑片、香油各適量。

【做法】　鯽魚去鱗、鰓及內臟，洗淨，將大蒜、胡椒、花
　　　　　椒、陳皮、砂仁、蓽菝裝入魚腹內。砂鍋中放蔥
　　　　　白、薑片、鹽、醬，加清水適量，煮沸，放入
　　　　　魚，用小火將魚煮熟，放入香油即成。

【保健應用】食魚喝湯，溫熱空腹食之，每食適量。健脾溫
　　　　　中，解毒除濕。

【功能主治】　脾胃虛寒下痢，證見久痢不癒，下痢稀薄而帶有
　　　　　　　白凍，腹部隱痛，口淡不渴，食少神疲，畏寒
　　　　　　　肢冷等。

豬腎羹

【原料】　　　豬腎一個，骨碎補十克，生薑四片，蔥白三根，
　　　　　　　花椒兩克，精鹽適量。

【做法】　　　豬腎剖成兩半，割去筋膜腺腺，洗淨，切片並劃
　　　　　　　割細花。骨碎補搓去細毛。將豬腎與骨碎補同放
　　　　　　　鍋中，加水適量，並放薑、蔥、花椒、鹽，煎煮
　　　　　　　約一小時即成。

【保健應用】　溫熱食腎喝湯，每日一劑，連服數日。補腎溫
　　　　　　　陽，除濕止瀉。

【功能主治】　結腸炎日久，脾腎陽虛者。

葵橘椒面羹

【原料】　　　鯽魚兩百五十克，生薑三十克，橘皮十克，胡
　　　　　　　椒三克。

【做法】　　　鯽魚去鱗鰓內臟，洗淨。生薑切片，與橘皮、胡
　　　　　　　椒同包紮在紗布中，填入鯽魚肚內，加水適量，
　　　　　　　小火煨熟即可。

【保健應用】　每日兩次，加食鹽少許，空腹食之。健脾溫胃。

【功能主治】　腹痛，食欲不振，消化不良，虛弱乏力等症。

三七藕蛋羹

【原料】　　　　生雞蛋一枚，三七粉五克，鮮藕汁一百克，芝麻油、精鹽各適量。

【做法】　　　　取鮮嫩塘藕數節，刮去外皮，洗淨切碎，用乾淨紗布包裹後絞汁，備用。雞蛋磕入碗內，加入三七粉攪勻。取藕汁一百克，加水適量，煮沸，調入雞蛋三七液，並放入少許鹽和芝麻油調味即可。

【保健應用】　　每日一劑，分兩次服，趁熱空腹服下。活血養血，止血止痛。

【功能主治】　　用於消化性潰瘍伴少量消化道出血，亦宜於淤血內阻型潰瘍病。

鯉魚羹

【原料】　　　　鯉魚一條（約五百克），稻米兩百五十克。

【做法】　　　　鯉魚去鱗、剖腹除雜物，洗淨。稻米用小火炒至焦黃色。將魚、米一同放入鍋內，加水適量，小火煮成粥狀，揀去魚骨及刺即可。

【保健應用】　　分兩到三次食完，連服兩到三個月。健脾和胃，理氣消食。

【功能主治】　　慢性胃炎。尤宜於脾胃氣滯的病人，證見上腹部脹痛或隱痛，食後飽脹，打嗝頻頻，大便稀而不暢等。

糊塗羹

【原料】　　　活鯽魚一條（約五百克），乾薑三克，橘皮三克，白胡椒一克，蔥末十克，生薑末六克，芡粉十五克，黃酒、細鹽各適量。

【做法】　　　鯽魚去鱗、剖腹除內臟及鰓，洗淨。乾薑、橘皮、白胡椒各研細末。先用黃酒、乾薑粉和鹽抹魚身漬片刻，然後把整魚放入鍋內，加水適量，先用大火燒開，改用小火熬至魚熟爛，揀去魚骨不用，加入薑、蔥末、橘皮末、白胡椒粉，煮沸勾芡即成。

【保健應用】　溫熱食用，每次一小碗，每日一到兩次，連用五到七天。溫中補虛，和胃消食。

【功能主治】　慢性胃炎。尤宜於脾胃虛寒型患者，證見上腹部隱痛或脹痛，喜暖喜按等。

參芪羊肉羹

【原料】　　　羊肉五百克，黨參二十克，炙黃芪二十克，當歸十克，生薑十克，蔥白十克，芡粉二十克，細鹽適量。

【做法】　　　①羊肉剔去筋膜洗淨，切成小塊，入沸水中焯片刻撈出，再沖洗淨；黨參、黃芪、當歸放入潔淨紗布袋中並束好口；生薑、蔥白切成碎末。②將羊肉塊和藥袋放入砂鍋中，加水適量，先用大火

燒沸，撇去浮沫，移至小火上煨兩到三小時，以羊肉熟爛為度。③撈出藥袋，加入薑蔥末，調入芡粉，放鹽，再燒五到七分鐘即可。

【保健應用】 一劑分為四次，兩日服完，趁熱食用，單食或佐餐均可，以冬月食之尤宜。補虛止痛，益氣養血。

【功能主治】 慢性胃炎脾胃氣虛或脾胃虛寒型患者，尤宜於久病體弱者。

薑韭牛奶羹

【原料】 新鮮韭菜兩百五十克，生薑二十五克，牛奶兩百五十克。

【做法】 將韭菜、生薑洗淨切碎，搗爛，用潔淨紗布包絞取汁，放入鍋內，再倒入牛奶，加熱煮沸即可。

【保健應用】 趁熱飲，每日一到兩次，十到十五日為一療程。降逆和胃，溫中補虛。

【功能主治】 消化性潰瘍寒凝型病人。證見胃脘疼痛暴作，得熱痛緩，遇冷加劇，喜熱飲熱食，噁心嘔吐，口淡無味等。

山藥羊乳羹

【原料】 山藥五十克，新鮮羊乳五百毫升，白糖或蜂蜜適量。

【做法】 將山藥在鍋中炒至微黃，軋碎碾為細末，將羊乳

燒沸，加入山藥末和白砂糖攪勻即成。

【保健應用】　每日一次。益氣養陰，補腎健脾。

【功能主治】　慢性胃炎、打嗝、反胃等。

桂皮山楂湯

【原料】　桂皮六克，山楂肉九克，紅糖三十克。

【做法】　先用水煎山楂，後入桂皮，待山楂將熟去火，濾汁入紅糖，調勻熱飲。

【保健應用】　每日兩次。溫胃消食止痛。

【功能主治】　慢性胃炎。證見胃脘冷痛，食欲不振，消化不良者。

四臣湯

【原料】　豬肚三百克，豬小腸一百五十克，山藥五十克，芡實三十克，蓮子二十克，茯苓一百克。

【做法】　將豬肚、小腸去脂油，分別整治洗淨；山藥、芡實、蓮子、茯苓分別洗淨，將以上六物共放入砂鍋中，以小火慢燉至肚、腸熟爛為度。

【保健應用】　溫熱吃肉喝湯，不拘時適量食之。補虛損，健脾胃。

【功能主治】　脾胃虛弱之飲食減少、四肢無力、胃腹悶脹不舒、浮腫、腹瀉等症。

橘餅湯

【原料】　　　橘餅一個。

【做法】　　　橘餅切成薄片放碗內，以沸湯適量沖泡，密閉數分鐘即可。

【保健應用】　飲湯食餅，每日一次。理氣溫胃。

【功能主治】　慢性胃炎。證見脘腹飽脹、畏寒喜暖、納呆等症。

黃芪猴頭湯

【原料】　　　猴頭菌兩百五十克，黃芪五十克，雞肉五百克，胡椒粉、生薑片、蔥段、料酒、食鹽、味精各適量。

【做法】　　　將猴頭菌洗淨，用溫水泡發好，撈出，洗淨，切片；泡發猴頭菌的水用紗布過濾待用；將雞肉洗淨、剁塊；再把黃芪揩淨，切片；然後把雞塊、黃芪、薑、蔥、料酒、發猴頭菌的水和少量清湯放入鍋內，先用大火燒沸，後改用小火燉九十分鐘，下猴頭菌片，再煮四十五分鐘，加入精鹽、味精和胡椒粉，盛入湯盆即成。

【保健應用】　佐餐適量服食。補氣生血，養胃生津，助消化。

【功能主治】　消化不良、胃及十二指腸潰瘍，亦可用於胃癌輔助食療。

陳柴米湯

【原料】　　陳皮六克，柴胡六克，黨參十五克，黃米（稻米炒至焦黃）五十克。

【做法】　　上述各味加水兩千毫升，小火煎至一千毫升，以米熟爛為度。

【保健應用】代茶飲，隔天一次，連服五到七天為一療程。理氣止痛，補氣調中。

【功能主治】消化性潰瘍氣滯型者。

胡椒紫蘇湯

【原料】　　白胡椒一點五克，紫蘇葉十二克，生薑四片。

【做法】　　白胡椒研為細粉備用，紫蘇葉加水煎煮，去渣取汁，將生薑、胡椒粉加入藥汁中煎煮片刻即可。

【保健應用】分兩次服用。溫中散寒，行氣止嘔。

【功能主治】潰瘍病屬寒凝氣滯者。證見胃脘冷痛，口淡泛涎，不思飲食，噁心嘔吐或消化不良。

砂仁佛手湯

【原料】　　佛手十二克，砂仁六克，白糖適量。

【做法】　　將砂仁打碎備用，佛手加適量水煎煮，後下砂仁，去渣取汁加白糖攪勻即成。

【保健應用】分兩次早晚服用。行氣止痛。

【功能主治】潰瘍病、胃炎、胃腸神經痛屬肝鬱氣滯者。證見胃脘脹痛，時作時止，痛無定處，痛引兩脅，常

有打嗝，胃納欠佳。

飴糖芍藥湯

【原料】　飴糖三十克，白芍藥十五克，甘草三克。

【做法】　將白芍、甘草加適量水煎煮，去渣，入飴糖溶化即可。

【保健應用】　分兩次早晚服用。溫中補虛，緩急止痛。

【功能主治】　潰瘍病、慢性胃炎屬脾胃虛寒者。證見胃脘隱隱作痛，按之痛減，大便乾結。

砂仁鯽魚湯

【原料】　鯽魚五百克，砂仁十克，蓽茇十克，陳皮三克。

【做法】　將鯽魚活殺，去鱗、鰓和腸雜，洗淨；砂仁拍碎，蓽茇、陳皮稍切碎，納入鯽魚腹內，放入鍋內，加水適量，大火煮沸後，文火煮一小時，去藥渣，調味即可。

【保健應用】　隨量食肉飲湯。溫中袪寒，行氣止痛。

【功能主治】　潰瘍病屬脾胃虛寒者。證見胃脘冷痛，得溫則減，食後飽脹，時有打嗝。

馬蘭頭豬肚湯

【原料】　豬肚一個，乾馬蘭頭根兩百克（鮮品加倍），黃酒、鹽、醬油各適量。

【做法】　①豬肚剔去油膜，整治洗淨；馬蘭頭根洗淨切

碎，加黃酒 1 匙拌勻。

②將馬蘭頭塞入豬肚內，肚口用線束緊，把豬肚放人砂鍋內，加水適量，先用旺火燒沸，加細鹽一匙，黃酒兩匙，改用小火慢燉三到四小時，以肚熟爛為度。

③取出馬蘭頭根不用，豬肚撈出晾涼切片。

【保健應用】 肚片蘸醬油食，趁熱喝湯，每次一碗，空腹食之。

每日兩次。清熱涼血，益胃止痛，解毒消腫。

【功能主治】 慢性胃炎脾胃濕熱型患者。證見飯後上腹痞滿，脹痛，燒心，吐酸水，口中黏膩，渴不思飲，大便不爽，舌苔黃膩等。

桃仁魚湯

【原料】　　　桃仁十五克，墨魚一條。

【做法】　　　將墨魚整治洗淨，切塊，與桃仁一齊加水適量，大火燒沸，小火燉至熟爛。加少許調料即可。

【保健應用】　食肉飲湯。活血止痛。

【功能主治】　消化性潰瘍有輕微淤血證者。

木耳紅棗湯

【原料】　　　黑木耳三十克，紅棗三十枚。

【做法】　　　將黑木耳洗淨，與紅棗共煮，至棗爛為度。

【保健應用】　湯藥共食，每日一劑。連服五到六天。理氣活血。

【功能主治】　消化性潰瘍兼有淤血內阻證者。

旱蓮草紅棗湯

【原料】　　　鮮旱蓮草五十克，紅棗八到十枚。

【做法】　　　紅棗加水煎煮半小時，放入旱蓮草再煎半小時，
　　　　　　　去渣取汁即成。

【保健應用】　每日兩次。補肝腎，滋陰補血、止血。

【功能主治】　對胃、十二指腸潰瘍出血及失血性貧血均有良好
　　　　　　　的輔助治療作用。

花椒火腿湯

【原料】　　　火腿肉一百克，花椒三克，生薑三克，蔥白五
　　　　　　　克，細鹽少許。

【做法】　　　將火腿肉洗淨，切片，與花椒一起放入砂鍋內，
　　　　　　　加水適量，旺火煮沸，撇去浮油，加入蔥薑，
　　　　　　　改用小火煨至肉熟爛，酌量加入細鹽少許，稍
　　　　　　　煮即可。

【保健應用】　趁熱食一小碗，每日早晚各一次，連服三到五
　　　　　　　天。溫中止痛，健脾開胃。

【功能主治】　慢性萎縮性胃炎有脾胃虛寒表現者。

三七豆腐湯

【原料】　　　三七粉十克，豆腐兩塊，紅糖一百克。

【做法】　　　豆腐切成小塊置於鍋中，加水適量，並加入三七

粉與紅糖，煮半小時後即可。

【保健應用】　趁熱空腹服，每食適量，每日兩次，兩個月為一
　　　　　　　療程。養血益胃，止血止痛。

【功能主治】　消化性潰瘍淤血型病人或伴有少量消化道
　　　　　　　出血者。

木瓜薑醋湯

【原料】　　　木瓜五百克，生薑六十克，米醋五百毫升。

【做法】　　　將三物共用瓦鍋小火燉熟。

【保健應用】　每日一劑，分三次食，七日為一療程。理氣止
　　　　　　　痛，活血化淤。

【功能主治】　消化性潰瘍辨證為淤血停滯型。證見胃脘刺痛，
　　　　　　　入夜尤甚，甚則嘔血黑便，食後痛重等。

沙參蛋湯

【原料】　　　北沙參三十克，紅皮雞蛋兩個，冰糖適量。

【做法】　　　將沙參切小塊，雞蛋洗淨，加水適量，共煮，水
　　　　　　　沸十分鐘後取蛋去殼，放湯中再煮並加冰糖，五
　　　　　　　分鐘後即成。

【保健應用】　取湯溫服，食蛋。每日一次，連用一個月。滋陰
　　　　　　　潤燥，生津涼血。

【功能主治】　慢性萎縮性胃炎。

玉竹山藥鴿肉湯

【原料】 玉竹十五克，山藥二十克，淨白鴿一隻，精鹽及調料各適量。

【做法】 將鴿子肉切塊，放砂鍋中加玉竹、山藥、精鹽、調料、加水五百毫升，小火燉煮六十分鐘，肉熟爛後飲湯食肉。

【保健應用】 佐餐適量服用。健脾益氣，滋陰止渴。

【功能主治】 慢性萎縮性胃炎。氣陰兩虛型消渴病的輔助食療。

飴糖六寶湯

【原料】 飴糖三百克，桂枝二十克，白芍二十克，甘草十二克，生薑二十克，大棗十二枚，黃芪二十克。

【做法】 先將六物按一般方法水煎去渣留汁，加入飴糖溶化。

【保健應用】 代茶分次溫服。溫胃健脾，益氣止痛。

【功能主治】 脾胃虛寒型慢性胃炎，證見胃脘部隱隱作痛，喜熱喜按等。

大棗冬菇湯

【原料】 紅棗十五枚，乾冬菇十五朵，生薑、花生油、料酒、食鹽、味精各適量。

【做法】 先將乾冬菇洗淨泥沙；紅棗洗淨，去核；然後將

清水、冬菇、紅棗、食鹽、味精、料酒、薑片、熟花生油少許一起放入蒸碗內蓋嚴，上籠蒸六十到九十分鐘，出籠即成。

【保健應用】 食肉喝湯。滋陰補血。

【功能主治】 消化性潰瘍兼有淤血內阻症者。

仙人掌豬肚湯

【原料】 豬肚兩百五十克，仙人掌三十克。

【做法】 將仙人掌洗淨、切碎；豬肚割去肥油，用鹽擦洗，並用清水反覆漂洗乾淨，再放入開水脫去腥味，刮去白膜。把全部用料放入鍋內，加水適量，大火煮沸後，小火煮一到二小時，調味即可。

【保健應用】 隨量飲湯食肉。行氣活血，清熱止痛。

【功能主治】 潰瘍病屬氣滯有熱者。證見胃脘脹痛，時有灼熱感，打嗝吞酸，食後脹痛更甚。

山藥黨參鵪鶉湯

【原料】 山藥二十克，黨參二十克，鵪鶉（去毛及內臟）一隻，精鹽適量。

【做法】 將鵪鶉洗淨，切塊，放入砂鍋中加山藥、黨參、精鹽適量，以小火燉煮三十分鐘，肉熟後食肉飲湯。

【保健應用】 佐餐食之。健脾益胃，強壯身體。

【功能主治】　脾胃虛弱所致的消化不良。

羊肉蘿蔔湯

【原料】　　羊肉一千克，蘿蔔三百克，草果五克，豌豆一百克，香菜、胡椒粉、鹽、醋各少許，薑十克。

【做法】　　羊肉洗淨，切成兩公分見方的塊，蘿蔔切成約三公分見方的塊。香菜洗淨切成段待用。將豌豆、草果、羊肉、薑放入鍋內，加水適量，用大火燒沸後，轉用小火煮一小時，再放入蘿蔔塊煮熟，放鹽、香菜即成。

【保健應用】　用醋蘸食。補中益氣。

【功能主治】　食積不消、胃嗝胃逆等症。

橘根豬肚湯

【原料】　　金橘根三十克，豬肚一個。

【做法】　　豬肚整治洗淨，與金橘根一起切碎入鍋，加水一千毫升熬成七百毫升至肚熟爛，加食鹽少許調味。

【保健應用】　喝湯吃豬肚，隔日一次，按病情輕重定食用次數。理氣止痛，健脾消食。

【功能主治】　胃潰瘍氣滯型者。

砂枳豬肚湯

【原料】　　炒枳殼十二克，豬肚一個，砂仁三克。

【做法】　　　豬肚洗淨，將枳殼、砂仁裝入豬肚內，束緊口後煮熟。

【保健應用】　食肉飲湯。

【功能主治】　胃及十二指腸潰瘍。

桃地豬肚湯

【原料】　　　桃仁十克（去皮尖），生地十克，豬肚一個，粳米一百克。

【做法】　　　先將豬肚整治洗淨，切碎，加水燉煮，餘藥另煎取汁，混勻後，加入粳米煮至米熟爛。

【保健應用】　每兩日一次，連服五到七次為一療程。活血止痛、養陰和中。

【功能主治】　胃潰瘍常感胃脘部刺痛，按之痛甚，並見舌有淤點或色青者。

山藥魚片湯

【原料】　　　魚肉兩百五十克，山藥二十克，海帶絲、豆腐、調料等各適量。

【做法】　　　將魚肉切片，山藥研細，在鍋內加水，放入海帶絲和山藥粉，煮開後放入豆腐塊和魚片，加適量鹽，煮熟後加入蔥花、胡椒粉等即可。

【保健應用】　佐餐食用。健脾胃，滋補強壯。

【功能主治】　脾胃虛弱之消化不良，病後無力等症。

大腸槐柏湯

【原料】　　　豬大腸一條，槐花米一百克，柏子仁十五克，
　　　　　　　鹽少許。

【做法】　　　豬大腸整治洗淨，然後將槐花米、柏子仁塞入豬
　　　　　　　大腸內，兩邊用線束緊，加入少許鹽及適量水燉
　　　　　　　煮三到四小時。

【保健應用】　喝湯，分數次服用。健脾和胃，涼血止血。

【功能主治】　消化性潰瘍有少量出血者。

酸甜豬肚湯

【原料】　　　豬肚一百克，山楂片一百二十克，冰糖六十克。

【做法】　　　豬肚整治洗淨，切成條塊狀，與山楂片一起放入
　　　　　　　砂鍋內，加水適量，小火燉至豬肚熟爛，放入冰
　　　　　　　糖溶化調勻即成。

【保健應用】　趁熱空腹食之，每次一碗，每日兩次，連服兩到
　　　　　　　三天。滋陰潤燥、養胃止痛。

【功能主治】　慢性萎縮性胃炎之胃酸缺乏者。

砂仁鵝肉湯

【原料】　　　鵝肉兩百五十克，砂仁六克，陳皮三克，黨參
　　　　　　　十五克，紅棗四枚。

【做法】　　　將鵝肉切去肥油，洗淨切塊；砂仁拍碎；紅棗去
　　　　　　　核。把上述用料（砂仁除外）放入鍋內，加水適
　　　　　　　量，大火煮沸後，小火煮一點五小時，然後下砂

仁再煮二十分鐘，調味即可。

【保健應用】　隨量飲湯食肉。補氣健脾，行氣止痛。

【功能主治】　胃潰瘍屬脾虛氣滯者。證見胃脘隱痛，時有打　　　　　　　嗝胃食道逆流，打嗝後則舒，飲食減少，食　　　　　　　入不化。

梅橘湯

【原料】　　　梅花九克，橘餅一個。

【做法】　　　將梅花、橘餅加水適量煎煮，去渣取汁。

【保健應用】　早晚溫服。理氣止痛。

【功能主治】　胃神經官能症。證見不思飲食，胸脅脹痛。

鯽魚黃芪湯

【原料】　　　鯽魚一條（約兩百五十克），黃芪三十克，炒枳　　　　　　　殼十克。

【做法】　　　將鯽魚去鰓、內臟整治洗淨，用紗布包黃芪及枳　　　　　　　殼，與鯽魚一起加水煮，至魚熟即可。

【保健應用】　食肉飲湯。補中益氣。

【功能主治】　胃下垂。證見氣虛乏力明顯。

赤豆山藥湯

【原料】　　　紅豆三十克，山藥二十克，白糖適量。

【做法】　　　山藥去皮，切塊備用；將紅豆放入鍋內，加水適　　　　　　　量，煮至半熟，加入山藥塊，繼續煮至粥成。

【保健應用】 每日兩次，作早、晚餐食用。清熱解毒，健脾止瀉。

【功能主治】 脾虛久痢。

山藥羊肉湯

【原料】 羊肉五百克，山藥一百五十克，薑蔥、胡椒、紹酒少許。

【做法】 將羊肉剔去筋膜、洗淨，放入沸水鍋內，焯去血水。將山藥用水潤透後切成零點二公分的片與羊肉一起置於鍋內，加水適量，投入薑蔥、胡椒、紹酒，先用大火燒沸後，撇去浮沫，小火燉至熟爛，撈出羊肉晾涼。將羊肉切成片，裝入碗中，再將原湯除去薑蔥，略加調味，連山藥一起倒入羊肉碗內即成。

【保健應用】 佐餐食之。補養脾胃。

【功能主治】 虛寒腹瀉。

烏雞湯

【原料】 雄烏雞一隻，陳皮三克，高良薑三克，胡椒六克，草果兩個。

【做法】 將烏雞宰殺後，去毛、內臟，洗淨，切成塊。將陳皮、高良薑、草果洗淨後，與雞肉入鍋共燉煮，至雞肉熟，加適量蔥薑、料酒、食鹽調味。

【保健應用】 酌量佐餐食用。健脾益氣，溫胃，補血。

【功能主治】　胃下垂患者脾胃虛弱兼有輕微寒象者。

雞蛋蓮子湯

【原料】　　　蓮子一百克，雞蛋兩個，鹽少許。

【做法】　　　蓮子用熱水浸泡，去皮及尖，放在鍋內，加水煮
　　　　　　　熟，將雞蛋殼敲碎，蛋黃及清倒入鍋內，再煮十
　　　　　　　分鐘即可。

【保健應用】　每日1劑，連服一段時間。健脾胃，止腹瀉。

【功能主治】　慢性潰瘍性結腸炎脾胃虛弱之久瀉。

扁豆牛肉湯

【原料】　　　牛肉兩百五十克，炒扁豆六十克，芡實三十克，
　　　　　　　生薑四片。

【做法】　　　將牛肉洗淨，切塊；把全部用料一齊放入鍋內，
　　　　　　　加水適量，大火煮沸後，小火煮一小時，調
　　　　　　　味即可。

【保健應用】　飲湯食肉。健脾止瀉。

【功能主治】　慢性結腸炎屬脾虛者。證見大便腹瀉，伴有面色
　　　　　　　萎黃，體倦乏力，食欲減退。

黃芪牛肚湯

【原料】　　　牛肚五百克，黃芪六十克，陳皮六克，生
　　　　　　　薑四片。

【做法】　　　選新鮮牛肚，反覆用水漂洗，並用鹽醃去黏液，

沖洗乾淨後，放開水中去膻味，刮去黑膜；黃芪、陳皮、生薑洗淨。全部用料一齊放入鍋內，加清水適量，大火煮沸後，小火煮兩到三小時，調味即可。

【保健應用】　隨量飲湯食肚。補中益氣，升陽舉陷。

【功能主治】　胃下垂、腎下垂、久瀉、久痢，屬中氣下陷病症。

牛肚橘枳湯

【原料】　牛肚五百克，橘皮十克，枳殼九克，茯苓十五克，白術九克，生薑三片。

【做法】　洗淨牛肚，諸藥用紗布包好，共煮，待熟後去渣取肚及湯。

【保健應用】　食肚飲湯。理氣止痛，健脾消食。

【功能主治】　胃下垂。證見胃脘脹滿疼痛，氣滯不舒，食後更甚，納呆等。

枳砂牛肚湯

【原料】　枳殼十克，砂仁三克，牛肚適量（約兩百五十克），調料適量。

【做法】　先將牛肚除去油脂洗淨，加入枳殼砂仁調料等共煮，牛肚熟後飲湯食肚，亦可將煮好的牛肚做成其他菜肴。

【保健應用】　飲湯食肚。補中益氣，和胃消食。

【功能主治】　胃下垂久病體弱。證見食後脘腹脹滿痞悶，消化
　　　　　　　不良，食欲不振等症。

三花青蛙湯

【原料】　　　青蛙兩百五十克，金銀花三十克，雞蛋花十二
　　　　　　　克，木棉花十五克。

【做法】　　　將青蛙活殺，去皮、臟雜及頭爪，取肉洗淨；金
　　　　　　　銀花、木棉花、雞蛋花洗淨。把全部用料一起放
　　　　　　　鍋內，加水適量，大火煮沸後，小火煮一小時，
　　　　　　　調味即可。

【保健應用】　隨量飲湯食肉。清腸泄熱，祛濕止瀉。

【功能主治】　急性腸炎屬腸胃濕熱者。證見腹瀉腹痛，瀉下
　　　　　　　不爽，大便穢臭，肛門灼熱，身熱口渴，小
　　　　　　　便短黃。

牛肚荷葉湯

【原料】　　　牛肚一千克，新鮮荷葉兩張，大料、桂皮、生
　　　　　　　薑、胡椒、細鹽、黃酒各適量。

【做法】　　　將新鮮荷葉墊置於砂鍋底，把整治洗淨後的牛肚
　　　　　　　放入，加水浸沒。旺火燒沸後，改用中火煮半小
　　　　　　　時，取出稍晾，切成條狀或小塊，再倒入砂鍋
　　　　　　　內，加黃酒三匙，大料、桂皮少許，小火慢煨兩
　　　　　　　小時。再加細鹽一匙，生薑、胡椒粉少許，繼續
　　　　　　　慢煨兩到三小時，至牛肚酥爛即成。

【保健應用】　牛肚可蘸醬油或醋佐餐食之，鬥肚湯每次溫服一
　　　　　　　小碗，每日兩次。補脾益胃，益氣升提。

【功能主治】　胃下垂。

馬齒莧綠豆湯

【原料】　　　鮮馬齒莧一百二十克（乾品三十克），綠豆
　　　　　　　五十克。

【做法】　　　將馬齒莧洗淨與綠豆共煎湯服。

【保健應用】　每日一次，連服三到五次。清熱解毒，利濕。

【功能主治】　濕熱痢。證見下痢赤白、肛門灼熱、小便短赤
　　　　　　　等。香椿湯

【原料】　　　香椿嫩葉一百五十克，鹽少許。

【做法】　　　將香椿葉洗淨、切碎，放入鍋內，加水適量，煮
　　　　　　　沸，加鹽少許即可。

【保健應用】　喝湯吃菜。每日一劑，分三次食用。清熱健胃，
　　　　　　　解毒殺蟲。

【功能主治】　細菌性痢疾。證見下痢赤白。

綠茶紅棗湯

【原料】　　　綠茶十五克，紅棗十枚，蜂蜜六十克。

【做法】　　　將紅棗洗淨放入鍋內，加水適量，大火煮沸，小
　　　　　　　火煮一小時，放入綠茶，再稍煮片刻，取汁加入
　　　　　　　蜂蜜，攪勻即可。

【保健應用】　每日一劑，分兩次服用。健脾養胃，和中止痢。

【功能主治】　脾胃虛弱久痢不癒者。

黑木耳湯

【原料】　　黑木耳五十克，鹽、醋各少許。

【做法】　　將木耳擇洗乾淨，放入鍋內，加水一千毫升，煮
　　　　　　至木耳熟爛即可。

【保健應用】　先將木耳以鹽、醋拌食，少量喝湯。每日兩次。
　　　　　　涼血止血，澀腸止痢。

【功能主治】　細菌性痢疾。證見下痢膿血、腹痛、胸悶
　　　　　　心煩等。

桃花湯

【原料】　　赤石脂二十四克，乾薑六克，粳米三十克。

【做法】　　赤石脂打碎，與乾薑同入砂鍋中，加水適量，煎
　　　　　　取汁五十毫升，去渣澄清，粳米淘洗淨，入鍋中
　　　　　　加水煮粥，粥成後對入藥汁，和勻煮沸即成。

【保健應用】　溫熱空腹食之，一次食盡，每日二次。澀腸止
　　　　　　瀉，溫中養胃。

【功能主治】　細菌性痢疾久痢不癒，下痢膿血，色暗不鮮，腹
　　　　　　痛，喜溫喜按，舌質淡，苔白等。

黃芪米湯

【原料】　　黃芪三克，稻米五十克。

【做法】　　先用黃芪加水煮四十到六十分鐘，去渣取汁，再

207

用汁煮稻米成粥。

【保健應用】　晨起空腹食用，溫熱適量食之，不可量多，每日一次，十五到二十日為一療程，可連服三到四個療程。健脾益氣升提。

溫中烏雞湯

【原料】　烏骨雞一隻，大料、高良薑、紅豆、陳皮、乾薑、花椒、鹽各適量。

【做法】　烏骨雞宰殺後，去毛及內臟，洗淨，與諸物同放砂鍋中，加水適量，煮至雞肉熟爛即可。

【保健應用】　溫熱酌量食之，食肉喝湯。溫中補虛，除濕開胃。

【功能主治】　細菌性痢疾脾胃虛弱者。證見久痢不止，嘔噁不食或食入即吐，口淡不渴，四肢不溫，體弱乏力等。

蜂蜜香油湯

【原料】　蜂蜜五十克，香油二十五克，開水約一百毫升。

【做法】　將蜂蜜盛於容器中，攪拌使其起泡，當泡濃蜜時，邊攪動邊將香油注入蜂蜜內，再拌勻。將溫開水（約四十五℃）一百毫升注入上述容器內，再用力攪拌使三種物質成混合液狀態。

【保健應用】　早晨空腹飲用。補虛潤腸。

【功能主治】　津虧便祕，熱結便祕，習慣性便祕。

紫菜湯

【原料】	紫菜十克，香油五克，醬油、味精各適量。
【做法】	將紫菜洗淨放碗中，加香油、醬油、味精拌勻。
【保健應用】	每晚飯前半小時，用開水沖泡約十分鐘，溫熱食菜喝湯。清熱軟堅。
【功能主治】	老人、小兒等的習慣性便祕。

雪羹湯

【原料】	海蜇頭三十克，荸薺四枚。
【做法】	將海蜇頭洗淨切碎；荸薺去皮洗淨切成片；兩物同放鍋中，加水適量，煮沸十分鐘左右即可。
【保健應用】	每日早晚適量服之。養陰清熱，潤腸消積。
【功能主治】	陰虛痰熱所致便祕。

鯽魚蓴菜湯

【原料】	活鯽魚五白克，蓴菜五百克，油、鹽、酒各適量。
【做法】	將鯽魚去鱗、鰓，剖腹去內臟留肝、鰾及魚籽，洗淨濾乾，備用。蓴菜洗淨切碎。先取鯽魚入鍋煎黃，加水適量煮沸，入蓴菜同煮至熟後，放入鹽、酒、油少許即可食用。
【保健應用】	趁熱食之。調中和胃，止嘔止痛，健脾利水，消炎解毒，防治癌症。
【功能主治】	適用於慢性胃炎、胃潰瘍及預防其他癌變，並可

治胃癌，亦可預防胃腸道癌症手術後的復發。

絲瓜丸子湯

【配方】　嫩絲瓜五百克，豬肉餡一百克，豬油、薑蔥、澱粉、胡椒麵、食鹽、味精各適量，雞蛋清一隻。

【做法】　絲瓜切成薄片，薑蔥切末；肉餡與薑蔥、澱粉、胡椒面、食鹽、味精及雞蛋清一起攪拌均勻。鍋內加水適量，燒開後加少量豬油，下絲瓜片，燒沸後，將肉餡逐個擠成丸子下鍋內，待丸子煮熟後，再加入鹽、味精調好味即成。

【保健應用】　佐餐適量食之。清熱養陰，滑腸通便。

【功能主治】　腸燥便祕。

猴頭菇雞肉湯

【原料】　猴頭菇一百二十克，嫩雞肉兩百克，黃芪二十五克，小白菜心八十克，蔥、薑等調味料適量，肉湯七百克。

【做法】　水發猴頭菇切片，雞肉切片，蔥薑洗淨，切好備用鍋燒熱下油至六成熟，下入蔥薑熗出香味，倒入雞肉、菇片，加入黃酒和鹽，翻炒幾次後，再加肉湯和黃芪，用大火燒沸後再轉小火燉一小時，放白菜心，再加味精等即可食用。

【保健應用】　佐餐食用，每日一到兩次，連用數天。益氣健脾胃，抗癌消腫行滯。

【功能主治】　用於體弱氣滯、飲食難下、食道癌等症。

十全大補湯

【原料】　　黨參、灸黃芪、炒白術、酒白芍、茯苓、灸甘
　　　　　　草、熟地各三十克，肉桂、炒川芎、當歸各十
　　　　　　克，豬瘦肉、豬肚各一百克，墨魚一百五十克，
　　　　　　生薑一百克，豬雜骨及雞鴨爪、翅、豬皮適量，
　　　　　　蔥薑、料酒、花椒、鹽、味精適量。

【做法】　　將以上中藥裝入白紗布袋內，束緊袋口。將豬
　　　　　　肉、墨魚、豬肚、豬雜骨、藥袋放入鋁鍋內，加
　　　　　　水適量，放入蔥薑、花椒、料酒、鹽，置大火上
　　　　　　燒沸，後用小火煨燉，待豬肉、豬肚熟爛時，撈
　　　　　　起切條再放入湯中。撈出藥袋即可。

【保健應用】　服用時將湯和肉裝入碗內，加味精即可食用。
　　　　　　早、晚各一碗，每天兩次。補氣養血。

【功能主治】　用於氣血俱虛，精神倦怠，腰膝乏力或晚
　　　　　　期癌症。

粥飯類

蓮子粥

【原料】　　蓮子克，粳米一百克，冰糖適量。

【做法】　　蓮子用開水泡脹，除去皮，心入鍋，加冷水適
　　　　　　量，用小火煮半小時，至熟而不爛時盛起。米淘

洗淨，入鍋內，加冷水適量，用旺火燒開十分鐘後，倒入蓮肉及湯，改用小火煮約半小時，加入冰糖調化即可。

【保健應用】　趁溫熱適量食之，可作早、晚主食。健脾胃、補虛損。

【功能主治】　慢性胃炎久病體衰者，脾胃、虛寒或偏熱者。

香菇牛肉粥

【原料】　香菇、粳米各一百克，牛肉五十克，蔥薑、鹽、味精少許。

【做法】　牛肉煮熟切成薄片，和香菇、粳米共入鍋內加水煮粥，調入蔥薑、精鹽、味精等調味食用。

【保健應用】　佐餐適量食之。和胃調中，理氣止痛。

【功能主治】　輔治慢性胃炎，胃痛，反胃等。

桃仁粥

【原料】　桃仁十五克，稻米六十克，紅糖適量。

【做法】　桃仁去皮、尖並研碎，與稻米一同加水煮粥，粥成加紅糖適量調服。

【保健應用】　每日一劑，連服三到五日。活血、化淤、止痛。

【功能主治】　慢性胃炎有淤血停滯症候者。

百合糯米粥

【原料】　百合三十克，糯米六十克，冰糖適量。

【做法】	將百合、糯米加適量水煮粥，粥將熟時加入冰糖再煮片刻即可。
【保健應用】	佐餐適量服。益胃養陰。
【功能主治】	慢性胃炎。證見口咽乾燥，口渴納呆，舌紅少津。

八寶粥

【原料】	芡實、薏米、扁豆、紅棗、山藥、桂圓肉、蓮子、黨參各十克，稻米兩百克。
【做法】	上味共煮為粥。
【保健應用】	佐餐隨意服。
【功能主治】	體質虛弱，脾胃虛弱，慢性胃炎久病體弱。

藕汁麥冬粥

【原料】	麥冬三十克，稻米一百五十克，藕汁十克。
【做法】	先水煎麥冬取汁備用，用稻米煮粥至半熟時加入麥冬汁及適量冰糖，同煮為粥熟爛。調入藕汁即可。
【保健應用】	日服一劑，七日為一療程。益陰養胃。
【功能主治】	慢性胃炎。證屬陰虧虛證，口渴納呆，口燥咽乾，手足心熱等。

曲米粥

【原料】	神曲十五克，粳米六十克。

213

【做法】　　　先將神曲搗碎，加水煎煮二十分鐘，去渣留汁，加入粳米同煮為粥。

【保健應用】　每日一劑，分一到兩次服。健脾開胃。

【功能主治】　慢性胃炎飲食傷胃型。

麥飯石粥

【原料】　　　麥飯石一百克，稻米一百克。

【做法】　　　先將麥飯石搗碎成粉粒狀，加水浸泡半小時後，放火上煮沸，用紗布濾取汁，去石；再將淘洗乾淨的稻米放入鍋內，用文火煮至米爛成粥。

【保健應用】　每日兩次，早晚餐食用。健脾和胃，清熱去濕。

【功能主治】　慢性胃炎。證見舌苔厚膩，納差者。

砂仁粥

【原料】　　　砂仁三克，粳米一百克，紅糖適量。

【做法】　　　砂仁搗成細末。粳米洗淨，加水適量煮熟，待粥熟後，調入砂仁末、紅糖，稍煮三分鐘左右即可。

【保健作用】　早晚空腹溫熱食之，每食適量，連服三到五天。健脾益氣，和中養胃。

【功能主治】　慢性胃炎。證屬脾胃虛寒型者。

麥門冬粥

【原料】　　　麥門冬三十克，粳米一百克，冰糖適量。

【做法】　　　先用麥門冬煎湯，去渣取汁備用。將粳米淘洗淨，加水適量煮粥，候粥快好時，加入麥門冬汁和冰糖，調勻稍煮即可。

【保健應用】　溫熱適量食之，每日早晚兩次。補中和胃，養陰除煩。

【功能主治】　慢性萎縮性胃炎。證見胃脘隱痛、口舌乾燥、心煩便乾者。

蘿蔔粳米粥

【原料】　　　鮮蘿蔔三百克，粳米一百克。

【做法】　　　先將蘿蔔洗淨搗爛，取汁約一百毫升，同粳米一塊加水五百毫升，煮為稀粥。

【保健應用】　早、晚溫熱服用。疏肝理氣，消食開胃。

【功能主治】　肝胃氣滯所引起的胃炎。

桂心粥

【原料】　　　粳米五十克，桂心兩克，茯苓兩克，桑白皮三克。

【做法】　　　將桂心、茯苓、桑白皮放入鍋內，加清水適量，用大火燒沸後，轉用小火煮二十分鐘，濾去藥渣、留汁。將粳米淘淨，與藥汁一起放入鍋內，加清水適量，用大火燒沸後，轉用小火煮，至米爛成粥即可。

【保健應用】　每日一次；作早餐食用。溫化水飲。

【功能主治】　水飲停蓄胃脘。上逆反胃引起的胸滿、打嗝、欲
　　　　　　　嘔、飲食不下等症。

椒面粥

【原料】　　花椒三到五克，白麵粉九十克，生薑三片。

【做法】　　先將花椒研為極細粉末，每次取適量同麵粉和
　　　　　　勻，調入水中煮粥，後加入生薑稍煮即可。

【保健應用】　每日兩次，每次一劑。溫胃散寒止痛。

【功能主治】　慢性胃炎寒邪犯胃型。

陳皮紫蘇粥

【原料】　　陳皮十克，紫蘇葉十二克，生薑五片，粳米
　　　　　　一百克。

【做法】　　陳皮、紫蘇葉加水煎煮，去渣取汁，將粳米加
　　　　　　入藥汁中，至粥將熟時，放入薑片，繼續煮
　　　　　　至粥熟。

【保健應用】　適量食之。行氣化滯，和胃止嘔。

【功能主治】　潰瘍病屬脾胃氣滯者。證見食欲不振，胃脘飽
　　　　　　脹，噁心嘔吐，打嗝頻發；亦可用於消化不良。

柚皮粥

【原料】　　鮮柚皮一個，粳米六十克，蔥適量。

【做法】　　先將柚皮放炭火上燒去棕黃色皮，並用刀刮淨。
　　　　　　後放清水中浸泡一日。切塊加水煮沸，再入粳米

共煮為粥，加碎蔥、鹽以調味。

【保健應用】 柚皮與粥同食，每日一劑，連食四到五劑為一療
程。行氣解郁，舒肝和胃。

【功能主治】 消化性潰瘍辨證屬肝氣犯胃型。

薏米粥

【原料】 生薏米二十克，稻米四十克。

【做法】 先將薏米用水煮爛，再加入稻米同煮為粥，以鹽
調味食之。

【保健應用】 佐餐適量食之。化濕和胃。

【功能主治】 慢性胃炎。證見胸脘痞悶、納呆等。

小茴香粳米粥

【原料】 炒小茴香三十克，粳米兩百克。

【做法】 將小茴香裝於紗布袋內束口，入鍋加水先煮半小
時或四十分鐘棄藥包，再加入洗淨的粳米及適量
水同煮至熟。酌加精鹽、味精調味即可。

【保健應用】 早晚趁熱服之。健脾開胃，行氣止痛。

【功能主治】 慢性胃炎脘腹冷痛，納差等。

紅棗山藥粥

【原料】 紅棗十五枚，山藥兩百五十克，稻米一百克，白
糖適量。

【做法】 紅棗沸水漲發後去核，山藥去皮，均切成小丁

状，並加糖漬半小時。稻米熬成粥後，調入糖漬紅棗與山藥丁，再燜煮二十分鐘即可。

【保健應用】　早晚分兩次服，溫熱空腹食之，連服一月。健脾養胃，益氣止瀉。

【功能主治】　潰瘍性結腸炎脾胃虛弱型。證見大便溏薄，日久不癒及體弱乏力，食欲不振。

黃精山藥粥

【原料】　黃精、山藥、黃芪、黨參各三十五克，糯米、粳米各五十克。

【做法】　將各藥洗淨、切碎（黃芪用紗布包好）置鍋中，加水適量，沸後棄湯不用，再將米淘淨，放入藥內，加水適量煮至粥成，棄黃芪包。

【保健應用】　空腹食粥和藥。益氣補虛，健脾和胃。

【功能主治】　脾胃氣虛所致的消化不良，食少便溏，病後體虛，慢性病消耗性營養不良。

佛手茉莉花粥

【原料】　佛手十五克，茉莉花九克，糯米一百克，蜂蜜適量。

【做法】　將鮮佛手、茉莉花加適量水煎煮片刻後撈出，然後放入糯米煮至粥成，加入蜂蜜即可。

【保健應用】　每日一劑，分兩次服用。清熱化濕，行氣止痛。

【功能主治】　胃及十二指腸潰瘍。

雞橘粉粥

【原料】　　　雞內金六克，乾橘皮三克，砂仁一點五克，粳米
　　　　　　　三十克，白糖少許。

【做法】　　　雞內金、橘皮、砂仁一起研成細末備用，將粳米
　　　　　　　放入鍋內，加雞內金、橘皮、砂仁、白糖、清水
　　　　　　　適量，攪勻。用大火燒沸後，轉用小火煮至米爛
　　　　　　　成粥即成。

【保健應用】　每日兩次，早、晚各服一湯碗。消積健脾。

【功能主治】　小兒飲食不節，脾胃受損，肚腹脹大，面黃肌
　　　　　　　瘦，嘔吐，大便黏滯等症。

銀蓮糯米粥

【原料】　　　銀耳二十克，蓮子十五克，糯米一百克。

【做法】　　　將銀耳用水浸泡發起，蓮子去心，與糯米一齊放
　　　　　　　入鍋內，加適量水同煮為粥，加白糖即可。

【保健應用】　每日早晚溫熱食之。養陰益胃。

【功能主治】　消化性潰瘍胃熱隱痛，口咽乾燥。

玫瑰花粥

【原料】　　　玫瑰花五克，粳米一百克。

【做法】　　　將玫瑰花加水煎煮片刻撈出，然後把粳米放入煮
　　　　　　　過玫瑰花的水中，煮至粥成。

【保健應用】　每日一劑，分兩次服用。舒肝和胃，和血調中。

【功能主治】　肝鬱型胃及十二指腸潰瘍。證見腹痛連脅，抑鬱

易怒等。

黃芪粥

【原料】 炙黃芪五十克，人參五克，粳米一百五十克，白糖少許。

【做法】 先將黃芪、人參切薄片，用冷水浸泡半小時後，分別用小火煎取濃汁，去渣後將二藥汁合併。粳米加水適量煮成粥，加白糖少許。

【保健應用】 每日早晚將藥汁與粥調勻食用。補氣血，提中氣，壯陽益腦。

【功能主治】 胃下垂。

茱萸粳米粥

【原料】 吳茱萸兩克，生薑兩片，蔥白兩根，粳米六十克。

【做法】 將吳茱萸研成細末。先將粳米煮粥，米熟後加入吳茱萸末及生薑、蔥白，再稍煮片刻待湯沸開後即可。

【保健應用】 每日一劑，分一到兩次服。溫中散寒，補中止痛。

【功能主治】 消化性潰瘍。證見胃脘疼痛，畏寒喜暖，舌淡苔白等。

麥冬沙參粥

【原料】　　　麥冬九克，沙參十五克，大棗十枚，陳皮六克，
　　　　　　　甘草三克，粳米六十克。

【做法】　　　將麥冬、沙參、甘草洗淨切成小碎塊，陳皮碾
　　　　　　　末。將各藥物與粳米置砂鍋中慢火煮成黏稠稀
　　　　　　　粥即可。

【保健應用】　每日分兩次服食。滋陰養胃，生津止渴。

【功能主治】　慢性萎縮性胃炎、胃潰瘍。

花椰菜肉末粥

【原料】　　　花椰菜兩百克，豬肉末五十克，粳米一百克，精
　　　　　　　鹽、味精、豬油各少許。

【做法】　　　先將花椰菜削去梗上的葉子，切成小薄片。再
　　　　　　　把粳米洗淨，待水沸後下鍋，開鍋後，加入花
　　　　　　　椰菜、豬肉末、豬油煮成粥。吃時調入味精、精
　　　　　　　鹽即可。

【保健作用】　每晚溫熱服食。健脾和胃，消食化滯。

【功能主治】　食欲不振，脘腹脹滿，打嗝或嘔吐，大便不暢。

蘿蔔荸薺粥

【原料】　　　紅蘿蔔兩百五十克，荸薺兩百五十克，粳米九十
　　　　　　　克，陳皮九克。

【做法】　　　將紅蘿蔔切碎塊，荸薺亦切碎，兩物共置砂鍋
　　　　　　　中煮熟，再入粳米和陳皮同煮，至米熟爛成黏

稠稀粥。

【保健應用】　每日一劑，連服五到七日。清熱理氣化濕。

【功能主治】　消化性潰瘍濕熱鬱胃型。證見胃脘部脹滿不舒，納呆，舌苔黃膩等。

牛百葉粥

【原料】　牛百葉五百克，粳米一千克，生薑三片。

【做法】　先把牛百葉用開水浸三分鐘，撈起後去黑衣，洗淨，切成小梳形。粳米洗淨，用油鹽醃片刻。再把牛百葉、粳米、薑片放入開水鍋內，大火煮沸後，小火煲至粥成，調味即可食用。

【保健應用】　每日早晚溫熱服用。益氣養血，健脾消食。

【功能主治】　脾胃虛弱，氣血不足，食難消化，或小兒脾虛食少清瘦，面色蒼白。

鮮藕粥

【原料】　鮮老藕適量，粳米一百克，紅糖少許。

【做法】　將鮮老藕洗淨，切成薄片。粳米淘淨，將粳米、藕片、紅糖放入鍋內，加清水適量，用大火燒沸後，轉用小火煮至米爛成粥。

【保健應用】　每日早晨空腹食。健脾，開胃，止瀉。

【功能主治】　中老年人體虛，食欲不振，口乾舌燥等症。

紫蒜白芨粥

【原料】　　　紫皮大蒜三十克，白芨粉五克，粳米一百克。

【做法】　　　將大蒜去皮、洗淨，切成段，放入沸水鍋內，煮一分鐘後撈出。將粳米放入煮蒜的水內，用大火燒沸後，轉用小火煮至米爛成粥，再將蒜、白芨粉重新放入粥裡，煮熟即成。

【保健應用】　每日2次，早晚食用。抗癆，止痢，降血壓。

【功能主治】　肺結核，急、慢性痢疾，高血壓，動脈硬化等症。

三寶粥

【原料】　　　山藥三十克，三七六克，鴨膽子二十粒。

【做法】　　　將山藥切碎，研成粉，用涼開水調和成山藥粉漿；三七研成細末，鴨膽子去皮，待用。將前述三味放入鍋內，加水適量用大火燒沸後，轉用小火煮成粥。

【保健應用】　每日兩次，作早、晚餐食用。健脾固腸，解毒止痢。

【功能主治】　下痢不止，膿血相夾，腹痛後重，脾虛氣弱等症。

鍋巴粥

【原料】　　　飯鍋巴兩百克，山楂二十克，白砂糖一百克，清水適量。

【做法】　　　選金黃色未糊的飯鍋巴放入鍋內，加入適量清水，燒開後放入山楂和白糖，熬爛成粥即可。

【保健應用】　每日兩次，連服數日。補氣健脾，消食導滯。

【功能主治】　小兒消化不良，食積，脾虛久瀉，或老年人不思飲食，消化不良，脾虛腹瀉等症。

山藥蘋果粥

【原料】　　　鮮山藥、蘋果各一千克，黨參三十克，升麻十五克，白朮十克。

【做法】　　　山藥去皮洗淨，蘋果洗淨，分別切塊。將黨參、升麻、白朮裝入潔淨紗布袋內，束緊口，放砂鍋內加水煎煮半小時，去藥袋，入山藥塊、蘋果塊，熬煮成麥糊狀。

【保健應用】　分次溫熱食用，一日服完，連服數日。益氣舉陷，健脾養胃。

【功能主治】　脾胃虛弱所致胃下垂。

紅棗糯米粥

【原料】　　　紅棗十枚，糯米六十克。

【做法】　　　紅棗洗淨，與糯米一起放入鍋內，加水適量煮成粥。

【保健應用】　每日兩次適量服之，宜長期服用。溫中健脾，益氣養血。

【功能主治】　消化性潰瘍屬虛寒型及病久體弱者適宜。

酸梅粥

【原料】	酸梅粉二十克，西米五十克，白糖適量。
【做法】	先將西米浸透，酸梅粉冷水調勻，再把酸梅粉、白糖和西國米放進開水鍋裡，共煮成粥即可。
【保健應用】	每日兩次，多食令人發熱，故凡血熱火旺者，不宜多食。生津止渴，和胃消食。
【功能主治】	腹脹胃滿，不思飲食，痢疾，嘔噦，吐瀉。

山楂粥

【原料】	山楂三十克，粳米六十克，白砂糖十克。
【做法】	將山楂煎出濃汁去渣，再加入粳米、白砂糖煮成稀粥。
【保健應用】	每日兩次，不宜空腹食用，脾胃虛弱者慎服。消食積，行結氣，散淤血。
【功能主治】	食積停滯，脘腹脹滿。

桃仁粳米粥

【原料】	桃仁十到十五克，粳米三十到六十克。
【做法】	將桃仁洗淨，搗爛如泥，裝入潔淨紗布袋，加水研汁去渣，以其汁煮粳米為粥。
【保健應用】	空腹溫服，一日分兩次服用。活血化淤、止痛。
【功能主治】	消化性潰瘍淤血停滯型。

蘿蔔粥

【原料】　　　大白蘿蔔一個，白米五十克。

【做法】　　　先煮蘿蔔，熟後絞汁去渣，用蘿蔔汁湯煮
　　　　　　　米成粥。

【保健應用】　可供早晚餐溫熱服食。消食利水，寬中止渴。

【功能主治】　胸膈滿悶，食積飲脹。

豇豆粥

【原料】　　　豇豆一百克，粳米兩百克。

【做法】　　　將豇豆洗淨放入適量水中燒開約十分鐘，加入洗
　　　　　　　淨的粳米，用慢火煮熬，待米爛豆熟時即成。

【保健應用】　老少早晚皆可服用。健脾益胃，消食化積。

【功能主治】　脾胃虛弱而致身體消瘦，面色萎黃，食積腹脹。

牛脾粥

【原料】　　　牛脾一具，粳米一百克。

【做法】　　　將牛脾洗淨，每次用一百五十克細切和米煮粥。

【保健應用】　每日三次，空腹食之。健脾養胃，消食化積。

【功能主治】　脾虛食滯，兼治痔瘡下血。

橘廢粥

【原料】　　　橘皮三十克，粳米五百克。

【做法】　　　將橘皮切碎，加水煎煮，去渣取汁備用。另將粳
　　　　　　　米加水適量煮至八成熟，加入藥汁煮成稀粥。

【保健應用】　每日早晚溫熱食之。理氣運脾，降逆止嘔。

【功能主治】　胃神經官能症。證見嘔吐吞酸。

紅棗糯米荸薺粥

【原料】　　　山藥四百克，薏苡仁五百克，荸薺粉一百克，紅棗五十克，糯米兩千五百克，白糖適量。

【做法】　　　先煮薏苡仁至開花，再將洗淨的糯米、紅棗加入煮爛，山藥研成粉，邊攪邊撒入粥內，兩分鐘後，再同法撒入荸薺粉，攪勻，加入適量白糖即成。

【保健應用】　每日佐餐適量食之。益氣健脾，補腎壯陽。

【功能主治】　胃下垂。證見胃納不佳，脘腹脹滿，沉墜不適等。

山藥粥

【原料】　　　羊肉二百克，山藥五百克，粳米一百五十克。

【做法】　　　將羊肉煮熟成泥狀，山藥搗碎。取羊肉湯與羊肉泥山藥、粳米同煮成粥。

【保健應用】　佐餐適量食用。補中益氣，升提舉陷。

【功能主治】　胃下垂及其他臟器下垂病症。久病氣虛體弱者亦宜。

參苓粥

【原料】　　　人參五克，白茯苓二十克，生薑五克，粳米

一百克。

【做法】　先將人參、生薑切為薄片，把茯苓搗碎，浸泡半小時煎取藥汁，後再煎一次，將兩次煎汁合併，分早晚兩次同粳米煮粥食用。

【保健應用】　一年四季可間斷常服。補氣健脾，升提舉陷。

【功能主治】　胃下垂及各種臟器下垂病症。

羊肉稷米粥

【原料】　青稷米兩百克，精羊肉六十克。

【做法】　羊肉剔去筋膜，洗淨切成小塊，同稷米一同入鍋內，加水適量，放少許蔥、鹽、同煮為粥。

【保健應用】　溫熱空腹之，分數次食用，不可量多。補中益氣，溫陽補虛。

【功能主治】　胃下垂。

山藥蛋黃粳米粥

【原料】　淮山藥六十克，雞蛋黃三枚，粳米兩百克。

【做法】　蛋黃攪勻，淮山藥切小塊共加水與粳米同煮成粥。

【保健應用】　每日一劑，連服三到五日。健脾益氣，和胃止痛。

【功能主治】　潰瘍性結腸炎。證見納呆脘脹，大便時溏，面色萎黃，身重體倦者。

羊肉山藥粥

【原料】　　　　羊肉兩百五十克，山藥三十克，糯米一百克。
【做法】　　　　先將羊肉切碎塊，與山藥共煮熟爛，再加入粳米
　　　　　　　　同煮為粥。
【保健應用】　　溫熱適量服食。補虛溫中，健脾益胃。
【功能主治】　　慢性潰瘍性結腸炎。

芹菜粥

【原料】　　　　鮮芹菜（下段莖）六十克，粳米一百克。
【做法】　　　　芹菜洗淨去上半細莖，與粳米同煮成粥。
【保健應用】　　每劑分兩次服用。舒肝扶脾。
【功能主治】　　潰瘍性結腸炎屬肝脾失調型。

銀蓮粥

【原料】　　　　金銀花二十克，蓮子肉三十克，粳米一百克。
【做法】　　　　金銀花加水適量，煎煮十分鐘，去渣取汁；取蓮
　　　　　　　　子肉、粳米一起放入藥汁中，煮成稀粥。
【保健應用】　　每日一劑，分兩次服用。清熱、澀腸、止瀉。
【功能主治】　　急性腸炎屬暑濕型。證見脘悶噁心，腹痛即調瀉
　　　　　　　　物酸臭，心煩口渴。

防風藿香粥

【原料】　　　　防風十二克，藿香六克，白蔻三克，蔥白三莖，
　　　　　　　　粳米一百克。

【做法】	將防風、藿香、白蔲、蔥白加水適量，煎煮十分鐘，去渣取汁備用。另將粳米加水煮至近熟，加入藥汁，煮成稀粥。
【保健應用】	每日一劑，分兩次溫熱食之。散寒燥濕，芳香化濁。
【功能主治】	急性腸炎屬寒濕型，證見腹痛腸鳴，腹瀉便下清稀，不甚臭穢，伴有惡寒、發熱，肢體酸痛，舌苔薄白，脈搏濡緩。

小麥大棗粥

| 【原料】 | 小麥五十克，大棗五枚，粳米一百克。 |
| 【做法】 | 將小麥洗淨煮熟，去小麥取汁，再入粳米、大棗同煮為粥；或先將小麥搗碎，與棗米同煮成粥。 |

荔枝乾粥

【原料】	荔枝乾十五克，山藥、蓮子各十克，粳米三十克。
【做法】	山藥去皮洗淨、搗爛；蓮子沸水浸泡後去皮、心；粳米淘洗淨。先將荔枝乾、山藥、蓮子同放入砂鍋內，加水煮至熟爛，再下粳米，同煮成粥。
【保健應用】	溫熱空腹食之，每日一劑，連服三日。健脾益氣，溫陽止瀉。
【功能主治】	潰瘍性結腸炎屬脾腎陽虛者。

神仙粥

【原料】　　　山藥五十克，芡實二十五克，粳米四十克，韭菜
　　　　　　　籽十五克。

【做法】　　　山藥去皮洗淨，上籠蒸熟，切成一公分大小的
　　　　　　　丁狀，芡實洗淨，下鍋煮熟，去殼，搗為細末
　　　　　　　粒狀；韭菜子擇淨。粳米淘洗淨，與芡實粒、韭
　　　　　　　菜子一同放入鍋內，加清水適量，大火燒開後
　　　　　　　改用小火熬煮，待米粒將爛時加入山藥丁，同
　　　　　　　煮成粥。

【保健應用】　溫熱空腹食之，日服一劑。健脾補腎，固
　　　　　　　澀止瀉。

【功能主治】　潰瘍性結腸炎脾胃虛弱之久瀉不癒，食少
　　　　　　　體衰等。

椒葵粥

【原料】　　　蜀椒三克，生薑六片，粳米六十克。

【做法】　　　將蜀椒研成細末備用，粳米加水適量煮至近熟，
　　　　　　　加入蜀椒面及生薑片，煮至粥熟。

【保健應用】　早晚溫熟食之。溫胃止嘔、止瀉。

【功能主治】　急性腸炎屬寒濕型。證見噁心嘔吐，腹瀉便下清
　　　　　　　稀，不甚臭穢。

葛根粥

【原料】　　　葛根三十克，粳米六十克。

【做法】　　　將葛根粉碎成細粉，水磨澄取澱粉，與粳米一起放入鍋內，加水適量，煮成稀粥。

【保健應用】　稍溫食之。益胃止瀉。

【功能主治】　急性腸炎屬暑濕型。證見吐瀉頻作，脘悶噁心，心煩口渴，伴有發熱。

山藥薏米粥

【原料】　　　山藥六十克，生薏米六十克，柿餅二十克，扁豆十五克。

【做法】　　　先將薏米煮至爛熟，後將山藥搗碎，將柿餅切成小塊，與扁豆一起同煮為粥。

【保健應用】　每日兩次。健脾止瀉，清熱利濕。

【功能主治】　潰瘍性結腸炎辨證屬濕熱內蘊型。

山藥粳米粥

【原料】　　　山藥片六十克，粳米一百五十克，鹽、味精少許。

【做法】　　　將山藥、粳米放入鍋內，加水適量，用大火燒沸後，轉用小火燉至米爛成粥，再加鹽、味精，攪勻即成。

【保健應用】　每日兩次，作早、晚餐食用，補脾胃，滋潤腎。

【功能主治】　脾虛久痢，老年性糖尿病，慢性腎炎等。

扁豆生薑粥

【原料】　　　扁豆十五克，生薑五片，稻米五十克。

【做法】　　　將扁豆、稻米一起放入鍋內，加水適量，煮至近
　　　　　　　熟，加入生薑煮至粥熟即可。

【保健應用】　每日1劑，作早、晚餐食用。溫中散寒，化濕。

【功能主治】　寒濕痢。證見胸脘痞悶，痢下赤白黏凍。

藿香粥

【原料】　　　藿香十克，稻米六十克。

【做法】　　　將藿香加適量水煮沸五分鐘，去渣取汁備用。另
　　　　　　　將稻米煮成粥，加入藥汁攪勻即可。

【保健應用】　每日一劑，作早、晚餐食用。化濕和中。

【功能主治】　寒濕痢。證見下赤白黏凍，腹痛腹脹，裡
　　　　　　　急後重。

大蒜糯米粥

【原料】　　　紫皮大蒜三十克，糯米一百克。

【做法】　　　大蒜去皮，放沸水中略煮撈出，糯米淘洗淨，
　　　　　　　放入蒜水中煮成稀粥，再將大蒜放入粥中，略
　　　　　　　煮即可。

【保健應用】　溫熱空腹食之，每日早、晚各服一次。溫補腸
　　　　　　　胃，殺菌止痢。

【功能主治】　慢性細菌性痢疾，年老體弱。

燕窩粥

【原料】　燕窩十五克，粳米兩百五十克，冰糖少許。

【做法】　燕窩放沸水中浸泡至透軟，除去絨毛和雜質，再放另碗中加沸水繼續漲發。粳米淘洗淨，放鍋中，加水適量，旺火燒開，將發好的淨燕窩輕放鍋內，改小火熬約一小時，粥成後加冰糖化勻即可。

【保健應用】　溫熱空腹食之，每食適量。養陸地潤燥，益氣補中。

【功能主治】　久痢不癒，傷及陰血，兼見口乾咽燥，倦怠心煩。

烏梅粥

【原料】　烏梅十五克，粳米六十克，冰糖適量。

【做法】　先將烏梅煎取濃汁，去渣，加入粳米煮成粥，放入冰糖溶化即可。

【保健應用】　每日一劑。澀腸止瀉。

【功能主治】　細菌性痢疾久瀉不止者。

馬齒莧檳榔粥

【原料】　馬齒莧六十克，檳榔十五克，粳米六十克。

【做法】　先將馬齒莧洗淨，與檳榔一齊放入鍋內，加水適量煎煮，去渣取汁，把粳米加入藥汁中煮至粥成。

【保健應用】　每日服兩次，連服三日。清熱解毒，化濕止痢。

【功能主治】　濕熱痢。

茶葉粥

【原料】　　　茶葉十克，粳米五十克，白糖適量。

【做法】　　　取茶葉先煮取濃汁約一千毫升，去茶葉渣，入粳
　　　　　　　米、白糖，再加水四百毫升左右，同煮粥。

【保健應用】　每日兩次，溫熱適量服。益氣消食，清熱化濕。

【功能主治】　慢性細菌性痢疾，腸炎腹瀉等。

蜂蠟粥

【原料】　　　蜂蠟三克，粳米六十克，紅糖適量。

【做法】　　　粳米淘洗淨，放鍋中，加水適量，大火燒沸，改
　　　　　　　小火熬成粥，放蜂蠟與紅糖，再沸片刻，蠟、糖
　　　　　　　化勻即可。

【保健應用】　溫熱空腹食之，每食適量，每日早、晚各一次。
　　　　　　　補中益氣，收澀解毒。

【功能主治】　細菌性痢疾下痢膿血，吐瀉不止，及吐瀉後所致
　　　　　　　氣虛體弱，口渴不止等症。

山楂馬齒莧粥

【原料】　　　生山楂片五十克，鮮馬齒莧一百克，白米
　　　　　　　一百克。

【做法】　　　馬齒莧洗淨切碎，山楂片、白米分別淘洗淨。將

上三物同入鍋內，加水適量煮粥。

【保健應用】 溫熱空腹食之，每日適量，一日三次，連服三到五日。清熱解毒，消滯止痢。

【功能主治】 熱毒痢。證見暴作下痢膿血，身熱口渴，頭痛煩躁，甚至神昏抽搐。

柿餅粥

【原料】 柿餅兩枚，粳米六十克。

【做法】 柿餅切成碎粒，與淘洗淨的粳米同放入鍋中，加水適量，熬煮成粥。亦可稍加白糖與桂花鹵調味。

【保健應用】 溫熱空腹食之，每食適量。補脾和胃，澀腸止血。

【功能主治】 細菌性痢疾久痢便血。

韭菜粥

【原料】 鮮韭菜六十克（或韭菜籽十克），粳米一百克，精鹽少許。

【做法】 取新鮮韭菜，洗淨切細（或取韭菜籽研為細粉）備用。將粳米放入鍋內，加水適量煮至近熟，加入韭菜（或韭菜籽細粉）精鹽，煮至粥成。

【保健應用】 早晚餐溫熱食之。補腎壯陽，固精止遺，健脾暖胃。

【功能主治】 虛寒久痢，以及陽痿、早洩、遺精等。

大麥豇豆粥

【原料】　　　大麥米三百克，豇豆一百克，紅糖五十克。

【做法】　　　將大麥米、豇豆加水適量煎煮，並不斷攪拌，以防大麥米糊底，待熟後拌入紅糖即可。

【保健應用】　每日食一次。健脾益腎，清熱利水，消積寬腸。

【功能主治】　食滯腹瀉，小便淋痛，脾胃虛弱，瀉痢，吐逆等症。

蓮子鍋巴粥

【原料】　　　蓮子五十克，鍋巴五十克，白糖適量。

【做法】　　　將蓮子洗淨，去掉蓮子心，然後與鍋巴一同熬粥，待粥成時加入白糖拌勻即可。

【保健應用】　每日早晚溫熱食之。健脾益氣，消食止瀉。

【功能主治】　脾虛腹瀉，經久不癒，不思飲食。入蛋黃，繼續煮熟即成。

【保健應用】　 每日一次，作早餐食用。健脾和中，固腸止瀉。

【功能主治】　脾氣不足，久泄不止，乏力少氣等症。

蔥白粥

【原料】　　　新鮮連根蔥白十五到二十根，粳米一百克。

【做法】　　　將蔥白洗淨切段備用，粳米放入鍋內，加水適量煮至半熟，放入蔥白，同煮為粥。

【保健應用】　趁熱服食。溫中止痛，發汗散寒。

【功能主治】　腹瀉、細菌性痢疾、體弱傷風感冒等。

良薑粥

【原料】　高良薑三克，乾薑三克，粳米一百克。

【做法】　高良薑、乾薑加水適量煎煮，去渣取汁，入粳米
　　　　　再加水適量，煮為稀粥。

【保健應用】　每日早晚服食，三到五天為一療程，尤以
　　　　　秋冬季節

為宜。健胃止嘔，溫中散寒。

【功能主治】　脾寒腹瀉，胃寒嘔吐。

薑汁牛肉粥

【原料】　牛肉一百五十克，粳米兩百克，薑汁、醬油、植
　　　　　物油各適量。

【做法】　牛肉洗淨，切碎剁成肉糜，加薑汁拌勻後，再加
　　　　　醬油、植物油適量，拌勻待用。粳米放入盆內。
　　　　　上籠用大火蒸約四十分鐘，揭開籠蓋，將薑汁牛
　　　　　肉倒入粳米上繼續蒸約十五分鐘即成。

【保健應用】　每日一次，作午餐食用。健脾、止瀉。

【功能主治】　病後脾胃虛弱，大便溏泄，久瀉脫肛，體
　　　　　虛浮腫。

荔枝粥

【原料】　乾荔枝七枚，粳米一百克。

【做法】　將乾荔枝去皮，與粳米一起放入鍋內，加水
　　　　　適量，用大火燒沸後，轉用小火煮至米爛成

粥即可。

【保健應用】　每日一次，作晚餐食用，五天為一療程。溫陽益
　　　　　　　氣，生津益血。

【功能主治】　口臭、五更腹瀉等症。

無花果粥

【原料】　　　無花果十個，稻米一百克，冰糖適量。

【做法】　　　先將無花果切成碎塊備用，把稻米放入鍋內加水
　　　　　　　用大火燒開，轉用小火煮至半熟，加入無花果及
　　　　　　　冰糖煮至熟透即可。

【保健應用】　每日一次，連服三到四日，不宜久服。健脾止
　　　　　　　瀉，清熱潤腸。

【功能主治】　食欲不振，腹脹便溏，久瀉不止，赤白痢疾。

粟子山藥粥

【原料】　　　粟子五十克，山藥三十克，生薑五片，紅棗六
　　　　　　　個，粳米一百克。

【做法】　　　將粟子去皮，紅棗去核；全部用料一起放入鍋
　　　　　　　內，加水適量，小火煮成粥，調味即可。

【保健應用】　隨量食用。健脾止瀉。

【功能主治】　慢性腸炎屬脾胃氣虛者。證見飲食減少，體虛乏
　　　　　　　力，大便腹瀉。

芝麻粥

【原料】	芝麻仁六克，白米三十克，砂糖適量。
【做法】	將芝麻放入鍋內炒乾出香味；再加適量水，加米煮粥，將熟時加入芝麻、砂糖即成。
【保健應用】	每日兩次，每次一劑，早晚服食，八到十天為一療程。通痹，潤腸，益五臟。
【功能主治】	大便不通。

首烏紅廖粥

【原料】	首烏三十克，稻米六十克，紅棗十枚，冰糖適量。
【做法】	先將首烏煎取汁，再與稻米、紅棗共煮粥，粥成加入冰糖溶化後即成。
【保健應用】	適量服食。養血潤腸。
【功能主治】	血虛便祕。

參芪麻蜜粥

【原料】	炙黃芪三十克，人參五克，麻仁十克，白蜜二十毫升，粳米一百克。
【做法】	先將黃芪、人參、麻仁入砂鍋煎沸，再用小火煎至濃汁。分2份於早、晚同粳米加水適量煮粥。
【保健應用】	加入白蜜服食。益氣潤腸。
【功能主治】	氣虛便祕。

蘇手麻仁粥

【原料】　　　火麻仁、紫蘇子各四十克，粳米五十克。

【做法】　　　將2藥洗乾淨，烘乾磨成粉狀，加熱水適量，拌勻，取上清藥汁備用；粳米倒入鍋內，加入藥汁，用中火徐徐熬成粥即可。

【保健應用】　每日一次，佐餐食用。潤腸通便，養胃陰，益胃氣。

【功能主治】　老年津虧便祕、產後便祕以及習慣性便祕等症。

山藥枸杞粥

【原料】　　　乾山藥片六十克（鮮品一百二十克），粳米一百五十克，枸杞十克。

【做法】　　　上述三物，加水適量，同煮為粥。

【保健應用】　每日早晚溫熱食之。補脾胃，滋肺腎。

【功能主治】　脾虛腹瀉，慢性久痢。

沙參薏米粥

【原料】　　　沙參十五克，生薏米三十克，萊菔子、旋覆花各九克，蜂蜜適量。

【做法】　　　將沙參、萊菔子、旋覆花裝入紗布袋中束好與薏米一同放入鍋內，加水適量，用大火燒沸，轉用中火熬膏，至米八成熟，撈出藥袋，轉中火熬至米爛成粥，加蜂蜜調味食用。

【保健應用】　每日早晚各一次，十五到二十天為一療程。化痰

開鬱，降逆止嘔，健脾利濕。

【功能主治】　用於吞嚥不利，胸隱痛，泛吐痰液，痰氣互阻型
　　　　　　　食道癌。

桃花粥

【原料】　　　鮮桃花瓣四克，粳米一百克。

【做法】　　　粳米淘洗淨，放鍋中，加水適量，大火燒開，再
　　　　　　　後小火熬成粥，放入桃花煮幾沸即可。亦可酌加
　　　　　　　蜂蜜或白糖以調味。

【保健應用】　溫熱空腹食之，隔日一次。通便活血。

【功能主治】　腸胃燥熱便祕。

五仁粥

【原料】　　　芝麻仁、松子仁、胡桃仁、桃仁、甜杏仁各十
　　　　　　　克，粳米兩百克，白糖適量。

【做法】　　　五仁分別擇洗淨，桃仁去皮、尖，炒熟。將五仁
　　　　　　　混合碾碎，放鍋中，併入粳米，加水適量，煮成
　　　　　　　稀粥，加白糖調化即可。

【保健應用】　溫熱空腹食之，每日早晚各一次。潤燥、滑腸、
　　　　　　　通便，補肝腎、益氣血。

【功能主治】　中老年氣血虧虛所致的習慣性便祕。

參歸棗米飯

【原料】　　　黨參十五克，當歸十五克，紅棗二十克，糯米兩

百五十克，白糖五十克。

【做法】　　　將黨參、當歸、紅棗放在瓷鍋或鋁鍋內，加水泡
發，然後煎煮三十分鐘左右，撈出黨參、當歸、
大棗，藥液備用。先將糯米淘洗乾淨，放在大瓷
碗中，加水適量，經蒸熟後，扣在盤中，然後把
黨參、當歸、大棗擺在糯米飯面上。將藥液加白
糖，煎成濃汁，倒在棗飯上即可。

【保健應用】　佐餐適量服用。益氣養血。

【功能主治】　胃下垂。證見飲食減少，食後胃脘不舒，倦怠乏
力，心悸失眠，面色萎黃等。

菠菜粥

【原料】　　　菠菜兩白五十克，粳米兩百五十克，鹽、味精
各適量。

【做法】　　　先將菠菜洗淨，用水煮一下以除去澀味，切成小
段；將粳米煮成粥，將熟時放入菠菜，稍煮即
可，然後放鹽、味精調味。

【保健應用】　空腹服用，每日一到兩次。養血潤腸。

【功能主治】　血虛便祕。

胡桃粥

【原料】　　　胡桃十顆，粳米一百克。

【做法】　　　先將胡桃肉搗碎、粳米淘淨；然後同放入鍋內，
加適量清水，用大火燒沸後，改用小火煮至米爛

成粥即可。

【保健應用】　每日一次，作晚餐食用。補腎，益肺，潤腸。

【功能主治】　腎虧腰疼，慢性便祕。

茯苓香菇飯

【原料】　茯苓十克，稻米七百克，乾香菇十個，油豆腐三塊，青豌豆三十克，葡萄酒適量，鹽、醬油少許。

【做法】　先將茯苓製成細粉末，乾香菇水發後切成細絲，油豆腐切成小丁備用。稻米淘洗淨後加適量醬油、食鹽、葡萄酒及清水，再放茯苓粉、香菇、油豆腐混勻，上鍋煮至水將乾時撒入青豌豆再燜成米飯即可。

【保健應用】　每日分三次食用。補氣升提。

【功能主治】　胃下垂。

生薑粥

【原料】　鮮生薑六到九克，粳米一百克，大棗兩枚。

【做法】　生薑切成薄片，與大棗、粳米一齊放入鍋內，加水適量，同煮為粥。

【保健應用】　寒天早餐溫熱服食。暖脾胃，散風寒。

【功能主治】　脾胃虛寒，腹痛腹瀉。

檳榔蜂蜜粥

【原料】　　　檳榔十五克，蜂蜜二十毫升，粳米一百克。

【做法】　　　先將檳榔片煎汁去渣，入粳米煮粥，熟後加入蜂蜜調食即可。

【保健應用】　每日分兩次服食。順氣導滯。

【功能主治】　氣滯便祕。

八寶糯米飯

【原料】　　　糯米五百克，薏苡仁五十克，白扁豆五十克，蓮子三十克，紅棗二十枚，核桃肉五十克，龍眼肉三十克，熟豬油五十克，白糖一百克。

【做法】　　　將薏苡仁、白扁豆、蓮子用水泡脹，蓮子去皮、心洗淨，糯米淘洗淨。共入籠蒸熟。紅棗洗淨，用溫水發脹。用大蒸碗1個，碗內塗抹熟豬油十毫升，將龍眼肉、紅棗、核桃仁、蓮肉、白扁豆、薏苡仁和糯米，一併籠蒸約二十分鐘，然後翻扣在大圓盤中間，再將熟豬油與白糖溶化後，淋在八寶米飯上即成。

【保健應用】　分餐酌量食用。補心脾、益氣血。

【功能主治】　胃下垂。證見心悸失眠，腹脹腹瀉，倦怠乏力者。

八寶飯

【原料】　　　芡實、山藥、茯苓、蓮子、薏苡仁、白扁豆、黨

參、白術各六克，粳米一百五十克，紅糖少許。

【做法】　將山藥、茯苓、黨參、白術切片熬汁；芡實、蓮子、薏苡仁、白扁豆洗淨煮熟；粳米淘洗乾淨，放入熟芡實、蓮子等，並加入藥汁，紅糖和適量的水，上蒸籠蒸四十到五十分鐘即成。

【保健應用】　每日分早、晚兩次服完。健脾益氣、補血。紅棗鴿肉飯

【原料】　紅棗十枚，肥鴿肉兩百五十克，糯米五百克，淮山藥六十克，水發冬菇三十克，黃芪三十克，黨參三十克，紹酒十五毫升，醬油三十毫升，白糖五克，生薑五克，花生油十毫升，味精兩克。

【做法】　將黨參、黃芪、淮山藥洗淨，切片熬汁；鴿肉切小塊，冬菇切成丁；起鍋把油燒熱，放入鴿肉、冬菇及所有調料翻炒，再放入糯米與藥汁顛勻，加適量清水燜熟即成。

【保健應用】　酌量緩緩分次溫熱食。補氣健脾，升提舉陷。

【功能主治】　胃下垂。

山楂蜜膏

【原料】　山楂、蜂蜜各五百克。

【做法】　山楂去核，切成薄片，加水適量煮爛成糊，再加蜂蜜煉成膏。

【保健應用】　每次一匙，每日三次。健脾、消食。

【功能主治】　小兒疳積，不思飲食，消瘦。

烏梅膏

【原料】　　　　烏梅兩千五百克，飴糖適量。

【做法】　　　　將烏梅洗淨放鍋內，加水適量，煮爛去核，再用小火將其濃縮，加飴糖適量拌勻，涼後搗成膏，冷卻裝入瓶中封儲，瓷器最佳。

【保健應用】　　飯前服三十毫升，每日三次。健脾止痛，生津和胃。

【功能主治】　　慢性萎縮性胃炎之胃酸缺乏症。

玫瑰膏

【原料】　　　　玫瑰花（初開尤佳）三百朵，紅糖五百克。

【做法】　　　　將玫瑰花去淨心蒂，把花瓣放砂鍋內煎取濃汁，濾去渣，以小火濃縮後加入紅糖，再煉為稠膏。

【保健應用】　　每次十毫升，開水沖服。理氣、活血、止痛。

【功能主治】　　慢性胃炎並有淤血者。

甘草橘皮膏

【原料】　　　　乾橘皮、甘草各一百克，蜂蜜二十五克。

【做法】　　　　將乾橘皮、甘草加水浸泡，發透後煎煮熟爛，再以文火煎熬成稠膏，加入蜂蜜，至沸停火冷卻後備用。

【保健應用】　　每次一湯匙，每日兩次，熱水沖服。理氣止痛，補虛潤燥。

【功能主治】　　胃與十二指腸潰瘍。證見胃脘脹痛，飽脹不適，

打嗝噯氣等。

土豆蜜膏

【原料】　新鮮土豆一千克，蜂蜜八十克。

【做法】　將土豆洗淨，切碎搗爛，用潔淨紗布包紮絞汁。
取土豆汁先用大火煮沸，續用小火濃煎至黏稠
時，加入蜂蜜，再煎至蜜膏狀，冷卻裝瓶放存。

【保健應用】　空腹食，每次一大湯匙，每日兩次。益氣健脾，
消炎解毒。

【功能主治】　消化性潰瘍，習慣性便祕等。

黃芪膏

【原料】　黃芪五百克，蜂蜜五十克。

【做法】　水煎黃芪，久煎兩遍，去渣，取藥汁濃縮後，入
蜜收膏，瓷罐收儲。

【保健應用】　每服十五到二十克，每日兩次。健脾、補
氣、舉陷。

【功能主治】　氣虛下陷所致胃下垂。

石榴蜂蜜膏

【原料】　石榴皮五百克，蜂蜜五十克。

【做法】　將石榴皮加水煮三十分鐘，濾出煎液，再加水煎
三十分鐘，濾出煎液，將兩次煎液合併，以小火
濃縮，至黏稠時加蜂蜜，煮沸停火，冷卻後裝

瓶備用。

【保健應用】 每次服一湯匙，每日兩次，以溫開水送服。清
熱，疏肝，健脾，止痛。

【功能主治】 潰瘍性結腸炎。證見腹痛腹瀉、胸悶納呆、舌質
淡紅、舌苔薄白、脈搏弱者。

石榴皮蜜膏

【原料】 鮮石榴皮一千克（乾品五百克），蜂蜜五十克。

【做法】 將石榴皮洗淨切碎，放砂鍋中，加水適量，煮沸
三十分鐘，濾取汁液，再用同法加水煎煮一次。
合併兩次所取汁液，於砂鍋中用小火煎熬至較稠
黏時，加蜂蜜攪勻，至沸停火，待冷瓷瓶收儲。

【保健應用】 每服十毫升，開水沖服，每日三次，七到十天為
一療程。澀腸止痢。

【功能主治】 細菌性痢疾，阿米巴痢疾之久病不癒者。

柏子黃精酒蜜膏

【原料】 柏子仁一百克，黃精一百克，蜂蜜兩百克，白酒
五十克。

【做法】 先將柏子仁放入白酒內浸泡，六到七小時後取出
曬乾待用；黃精搗碎加清水適量，小火煎取濃
汁，放入柏子仁，繼續熬至糊狀，加入蜂蜜攪熬
成膏即成。

【保健應用】 每日一到兩次，每次兩湯匙，空腹服，溫開水或

溫黃酒送服。潤腸通便。

【功能主治】　老年性便祕。

桑椹白蜜膏

【原料】　　鮮桑椹一千克（或乾品五百克），女貞子一百克，墨旱蓮一百克，蜂蜜三百克。

【做法】　　女貞子、墨旱蓮洗淨煎湯取汁。桑椹久煎，每三十分鐘取煎液一次。加水再煎，共取兩次煎液，合併女貞子、墨旱蓮汁液，以小火濃縮至黏稠時加蜂蜜，沸時停火。

【保健應用】　每次一湯匙，以開水沖化飲用，每日兩次。滋補肝腎，益血生津，利水消腫，涼血止血。

【功能主治】　用於肝腎陰虛、內熱出血、腸燥、大便於結、消渴、目暗耳鳴、腸癌等症。

八珍養血膏

【原料】　　人參十克，白術、茯苓、當歸、熟地、白芍、川芎各二十克，白屈菜三十克，炙甘草六克，蜂蜜五十克。

【做法】　　將前九味藥洗淨裝入紗布袋中，束緊口，放入鋁鍋內，加水適量，用大火燒沸，轉中火熬煎，每二十分鐘取煎液一次，再加水煎，如此者三，合併汁液，再用小火熬稠，用蜂蜜攪拌，沸後即可。

【保健應用】　每日服三次，每次兩匙。滋陰益氣補虛，解毒消
　　　　　　　腫止痛。

【功能主治】　用於氣虛、消瘦、胃脘隱痛、反胃嘔吐、口泛清
　　　　　　　水、氣血雙虧型胃癌。

八寶養胃糕

【原料】　　　麵粉五百克，白糖五百克，雞蛋十顆，豬油五百
　　　　　　　克，蜜棗一百克，酥桃仁五十克，蜜櫻桃五十
　　　　　　　克，蓮子粉五十克，山藥粉五十克，黨參、茯
　　　　　　　苓、白術各二十克，黑芝麻、山楂、陳皮、澤
　　　　　　　瀉、炙甘草各十五克。

【做法】　　　將中藥研成細粉，雞蛋磕入盆內，加白糖，用竹
　　　　　　　筷沿一個方向攪三十分鐘，然後依次加入麵粉、
　　　　　　　中藥粉、蓮子粉、山藥粉、豬油、桃仁、櫻桃片
　　　　　　　等，攪均勻；蒸籠內墊一層草紙，舀入蛋漿，嵌
　　　　　　　上棗片和黑芝麻，旺火沸水蒸熟，切成棱形。

【保健應用】　每次食五十克為宜。健脾養胃，消食止瀉。

【功能主治】　脾虛少食，食積氣滯等症。

山楂芝麻蛋糕

【原料】　　　凍粉二十二克，雞蛋清一百八十克，山楂糕
　　　　　　　六百二十五克，白糖七百五十克，芝麻少許。

【做法】　　　把凍粉放在盆內，用清水浸泡兩小時，洗淨除去
　　　　　　　水分，放入鍋內，加清水七百四十克，燒開，待

凍粉溶化後，加白糖，待白糖溶化後離火，過
濾，再倒入鍋內保持燒開的溫度備用。把山楂糕
切成長條，取長方盤洗淨消毒備用。用雞蛋清放
入乾淨的蛋糕桶內，抽打成泡沫狀，再慢慢倒
入凍粉糖液，邊倒邊攪，攪勻後分成兩份，一份
要保持五六成熱度，另一份稍涼後倒入備好的長
方盤內攤平，把山楂糕條排好（距離約三公分
寬），再把另一份倒入攤平，待完全涼後先切成
條，再斜刀切成塊即成。

【保健應用】　隨意服用。消食化積，健脾、散淤。

【功能主治】　慢性胃炎飲食傷胃，胃部胞脹，納差厭食，打嗝
酸腐，舌苔厚膩者。

蓮肉糕

【原料】　　蓮子兩百五十克，糯米五百克。

【做法】　　將蓮子去心置鍋中，加水適量，煮爛後撈出，用
潔淨紗布包住，揉至爛。將糯米淘淨置盆中，加
入蓮肉泥，拌勻，再加水適量，上籠蒸熟，待
冷後用潔淨屜布壓平，切塊，上盤後撒白糖一
層即可。

【保健應用】　正餐食用，每日兩次。健脾益胃，補心安神。

【功能主治】　慢性胃炎及其他疾病病後體弱，少食，便溏，泄
瀉，或心悸不寧等症。

核桃蓮肉糕

【原料】　　　核桃仁一百克，蓮肉三百克，芡實粉六十克，粳
　　　　　　　米或糯米五百克。

【做法】　　　除去核桃仁外皮，蓮子放入開水中，加入石鹼溶
　　　　　　　去外皮；把核桃仁、蓮肉加水煮爛成泥。粳米用
　　　　　　　水泡兩小時後與核桃蓮肉泥混勻置盆內隔水蒸
　　　　　　　熟，稍壓切塊，撒上一層白糖。

【保健應用】　早晚各一次，酌量用，連用十到十五天。溫腎益
　　　　　　　精健脾，補虛厚腸止瀉。

【功能主治】　用於脾腎兩虛腹瀉、畏寒、腹痛、結腸癌、直腸
　　　　　　　癌等症。

茯苓造化糕

【原料】　　　茯苓十克，蓮子十克，山藥十克，芡實十克，粳
　　　　　　　米一千克，白糖五百克。

【做法】　　　將前五物混合，碎成粉末，加入白糖及清水適
　　　　　　　量，揉成麵團，做成糕狀；將糕上籠用大火蒸
　　　　　　　二十到三十分鐘即成。

【保健應用】　每日一次，作早餐食用。補虛損，益脾胃。

【功能主治】　脾胃虛弱，消化不良，腹瀉等症。橘紅糕

【原料】　　　橘紅粉十克，白糖兩百克，米粉五百克。

【做法】　　　將橘紅粉、白糖放入碗內，拌勻，作為餡心。米
　　　　　　　粉用水濕潤後，撒在蒸籠的屜布上，蓋好蓋，用

大火蒸十五到二十分鐘，取出冷卻，再攤放在潔淨的布上，用刀將其壓平，撒上橘紅糖餡，上面再撒一層米粉糕，壓實，把糕切成約四公分長、三公分寬的小塊即成。

【保健應用】 每日一次，作早餐食用。健脾、消食、化痰、止咳。

【功能主治】 食欲不振，消化不良，咳嗽多痰等症。山楂蛋糕

【原料】 凍粉二十克，雞蛋清一百八十克，山楂糕六百克，白糖七百五十克。

【做法】 將凍粉放入鍋內，加水七百毫升，燒開，待凍粉溶化後。加白糖，白糖溶化後離火，過濾，再倒入鍋內保持燒開的溫度備用。山楂糕切成長條備用。將雞蛋清抽打成泡沫狀，再慢慢倒入凍粉糖液，邊倒邊攪，攪勻後分成兩份，一份要保持五六成的熟度，另一份稍涼後倒入備好的長方盤內攤平，把山楂糕條排好，再把另一份倒入攤平，待完全涼後先切成條，再把每條斜刀切成塊即可。

【保健應用】 隨量服用。消食化積，健脾，散淤。

【功能主治】 消化不良。

紅棗益脾糕

【原料】 白術十克，乾薑一克，紅棗三十克，雞內金十克，麵粉五百克，白糖三百克，發麵、鹹

水適量。

【做法】　白朮、乾薑、紅棗、雞內金放入鍋內，用大火燒
　　　　　沸後，轉用小火煮二十分鐘，去渣留汁。將麵
　　　　　粉、白糖、發麵放入盆內，加藥汁、清水適量，
　　　　　揉成麵團。待麵團發酵後，加鹼水，試好酸鹼
　　　　　度，然後做成糕坯，上籠用大火蒸十五到二十分
　　　　　鐘即成。

【保健應用】　每日一次，作早餐食用。益脾，健胃，消食。

【功能主治】　食欲不振，食後胃痛，消化不良，腹瀉等症。

健脾米糕

【原料】　茯苓、芡實、蓮子、山藥、黨參各三十克，糯米
　　　　　粉一百五十克，粳米粉三百克，蜂蜜、白糖各
　　　　　五十克。

【做法】　將茯苓、芡實、蓮子肉、山藥和黨參研成細粉，
　　　　　與其餘四物和勻，加清水適量調勻，規整成型，
　　　　　上籠蒸熟，取出稍晾切成條糕即成。

【保健應用】　每早空腹適量食之。健脾益氣，補中滲濕。

【功能主治】　消化不良所致食少腹瀉，面色饑瘦及小兒疳積。

蓮子糕

【原料】　蓮子三百克，糯米兩百五十克，粳米兩百五十
　　　　　克，白糖適量。

【做法】　蓮子沸水浸泡後去皮、心，加水煮爛，搗成泥。

糯米、粳米用清水浸泡兩小時，淘洗淨，與蓮子
相拌，置瓷盆內隔水蒸熟，曬涼，壓平切塊，撒
一層白糖即可。

【保健應用】 溫熱空腹食之，每日早晚兩次。補脾養胃，澀
腸止瀉。

【功能主治】 潰瘍性結腸炎屬脾胃虛弱型。

龍眼山藥糕

【原料】 龍眼二十五克，淮山藥五百克，白糖兩百克，麵
粉一百克，蓮實二十五克，青梅二十五克，蛋糕
二十五克，葵瓜子仁二十五克，豬油、蜂蜜、櫻
桃各少許。

【做法】 麵粉、葵瓜子分別炒熟，淮山藥剁成細末與麵粉
一起加水揉成麵團，用手撳成圓餅；將蓮實、櫻
桃、瓜子仁、青梅（切成柳葉片）、蛋糕（切成
菱形片）在餅上擺出圖案，上籠大火蒸約十五分
鐘。另將蜂蜜、白糖、清水燒至糖溶化，勾芡，
最後加豬油，澆在淮

山藥糕上即成。

【保健應用】 每日適量食之。補脾健胃。

【功能主治】 食少便溏，脾虛，腹瀉等症。

八仙糕

【原料】　炒枳實五克，炒白術五克，山藥五克，山楂五克，白茯苓五克，炒陳皮三克，蓮子五克，黨參五克，粳米粉四百克，白糖一百克。

【做法】　上述八味藥加水煎煮，去渣留汁。糯米粉、粳米粉加藥汁及水適量，揉成麵團，做成糕，上籠蒸二十到三十分鐘即成。

【保健應用】　每日一次，作早餐食用。益脾胃，止腹瀉。

【功能主治】　脾胃虛損，腹瀉等症。

麻仁栗子糕

【原料】　芝麻仁、火麻仁各適量，栗子粉、玉米粉各三十克，紅糖少許。

【做法】　將芝麻仁、火麻仁洗淨，晾乾，研成粉末狀，與栗子粉、玉米粉、紅糖拌勻，加水適量，和麵做成糕，上籠後蒸熟即可。

【保健應用】　佐餐食用。補脾健胃，益腎寬腸。

【功能主治】　因腎氣不足所致的便祕等症。

桑椹芝麻糕

【原料】　桑椹三十克，黑芝麻六十克，麻仁十克，糯米粉七百克，白糖三十克，粳米粉三百克。

【做法】　將黑芝麻用小火炒香；桑椹、麻仁洗淨後，放入鍋內，加清水適量，用大火燒沸後，轉用小火煮

二十分鐘，去渣留汁；糯米粉、粳米粉、白糖放入盆內，加藥汁、清水適量，揉成麵團，做成糕，在每塊糕上撒上黑芝麻，上籠蒸十五到二十分鐘即成。

【保健應用】　每日一次，作早餐食用。健脾胃，補肝腎。

【功能主治】　老年人體虛、腸燥、大便乾結、脾胃虛弱等症。

玫瑰棗糕

【原料】　大棗一百五十克，荸薺六十克，核桃仁三十克，豬板油一百二十克，雞蛋兩個，紅苕九克，豬網油六十克，瓜片十五克，玫瑰花六克，白糖一百克。

【做法】　用鐵絲網盛大棗置於火上，燒至棗皮變黑，即放入冷水中，泡約五分鐘，撈起擦去黑殼，並去核留肉，剁成棗泥。核桃仁用沸水泡後去皮，入油鍋中炸黃撈出，晾涼切成丁。紅苕洗淨，煮熟去皮，壓成泥。瓜片、荸薺分別切成丁。豬板油去筋洗淨，剁成泥，並與棗泥、紅苕泥同盛盆內，打入雞蛋，再加核桃仁、瓜片、荸薺丁及玫瑰花、白糖攪拌和勻。將豬網油於碗底鋪平，邊緣吊在碗底口外，把上述拌勻之泥放在網油上，用手壓平，把網油邊搭轉回來蓋著泥，用濕綿紙密封，上籠大火蒸四十分鐘，出籠揭去紙，翻扣入盤內，再揭去網油上，撒上白糖即成。

【保健應用】　溫熱空腹食之，每食適量。補虛養血，潤
　　　　　　　腸通便。

【功能主治】　年老體弱者的習慣性便祕。

蘿蔔餅

【原料】　　　白蘿蔔兩百五十克，麵粉兩百五十克，豬瘦肉
　　　　　　　一百克，蔥薑、鹽、植物油各適量。

【做法】　　　將蘿蔔洗淨，切成細絲，放入油鍋內，煸燒至五
　　　　　　　成熟時盛起備用。豬肉剁細，與白蘿蔔一起調成
　　　　　　　餡心。麵粉加清水適量，揉成麵團，軟硬程度與
　　　　　　　餃子皮相同，然後分成五十克一份的小麵團。將
　　　　　　　小麵團擀成薄片，當中放白蘿蔔餡心，製成夾心
　　　　　　　小餅。放植物油少許，將餅放入鍋內烙熟即成。

【保健應用】　作早餐食用。健胃，理氣，消食，化痰。

【功能主治】　老年人食欲不振，消化不良，食後腹脹及咳喘多
　　　　　　　痰等症。

內金棗仁餅

【原料】　　　紅棗兩百五十克，雞內金十五克，白術三十克，
　　　　　　　乾薑六克，面粉五百克，菜油、食鹽各適量。

【做法】　　　將白術、乾薑用紗布包成藥包，束緊，放入鍋
　　　　　　　內，下紅棗，加適量水，先用大火燒沸，後用小
　　　　　　　火熬煮一小時左右。除去藥包，將紅棗核挖去，
　　　　　　　把棗仁攪拌成棗泥待用。將雞內金碎成細粉，與

麵粉混勻，再將棗泥倒入，加適量水，和成麵
團。將麵團分成若干小團，做成薄餅，用小火烙
熟即成。

【保健應用】　佐餐適量食用。健脾開胃，溫中止痛。

【功能主治】　胃下垂。證見食欲不振，食後飽脹或疼痛，舌淡
苔白，脈搏細弱等。

靈芝粉蒸肉餅

【原料】　　　豬瘦肉一百克，靈芝粉末三克，醬油少量。

【做法】　　　將豬肉洗淨切成小丁，再剁成肉醬，加入靈芝粉
與少量醬油拌勻，放入碗內入籠中蒸熟即可。

【保健應用】　空腹適量食之。養氣陰，健脾胃。

【功能主治】　慢性胃炎之久病體弱者。

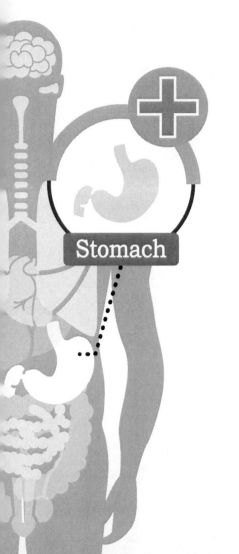

按摩健胃養生宜忌

按摩療法（又稱推拿療法）是以中醫基礎理論為指導，運用各種手法或藉助一定的鈍性器具刺激人體體表為主，以醫療體育等練功方法為輔，從而達到防治疾病目的的外治法。按摩療法是一種物理療法，屬於中醫外治法範疇，不打針、不服藥，透過手法操作的技巧達到防治疾病的目的。推拿能夠治療許多傷病，這在客觀上已得到廣大患者及越來越多的醫務人員所承認。為了進一步發揚和提高推拿的治療效果，就必須研究推拿手法的治療機理。根據中國科研人員的實驗認為推拿治療有以下作用：

(1) 調節神經機能。推拿作用於任何部位，均能刺激神經末梢，促使神經抑制或興奮，從而反射性的引起機體的各種反應，使神經興奮和抑制過程達到相對平衡而起到治療作用。

(2) 促進血液、淋巴液的循環。試驗證明，推拿治療後能促使血液中的細胞總數增加，使吞噬能力提高，血管容積也有明顯改變。

(3) 促進血液中生物活性物質的改變。血漿中兒茶酚胺含量是反映交感神經興奮的主要指標，它具有拮抗嗎啡的鎮痛作用的效果。試驗證明推拿後可降低血漿中兒茶酚胺含量，使交感神經處於相對抑制狀態，從而緩解了疼痛。

(4) 加速修復損傷的軟組織。由於推拿治療減輕了疼痛，局

部血運得到了增強，因而促進了軟組織的修復功能。

(5) 提高機體的代謝功能。推拿治療透過皮膚達到肌肉、韌帶、關節囊等軟組織，促使其代謝功能旺盛，以增加肌力改善韌帶、關節囊的彈性，解除軟組織黏連，促進軟組織內水腫的吸收，達到對某些肌肉韌帶、關節傷病的治療作用。

按摩療法的特點

(1) 使用方便，不需準備特殊的醫療器械和設備，易於開展。

(2) 適應性廣，男女老幼皆宜，所治病症可以涉及內、外、婦、兒、傷各科。

(3) 效果明顯，獨具特色的操作，恰好彌補了其他諸多療法的不足。

(4) 易於接受，施用安全，一般無副作用，又可免去服藥、打針的顧慮。

(5) 便於推廣，作為一種古樸的濟世救人的方法，手法雖多，但要學習也不難。當然，要向理論高深、手法精湛的方向努力必然要下一番功夫。

(6) 能用於治療、預防、康復，不擾亂人體的生理功能，是一種較為理想的祛病強身、延年益壽的自然療法。

(7) 與外國按摩相比，特點更為豐富，不僅在指導理論上，

而且在手法上更為豐富，技巧性更強，主治範圍更廣。

按摩方法的科學選用

在按摩時，要根據具體情況，注意選擇恰當的方法，採用適當的手段，科學對待，以期取得最佳的效果。按摩透過刺激力量的強弱、時間的長短、頻率的快慢、方向的順逆，作用於經絡穴位，從而收到補或瀉的作用。一般說來，手法刺激力量強的為瀉，弱的為補；手法作用時間短的為瀉，長的為補；手法頻率快的為瀉，慢的為補；手法旋轉按逆時針方向的為瀉，按順時針方向的為補。

（1）按法。按法是利用指尖或指掌，在患者身體適當部位，有節奏的一起一落按下，叫做按法。通常使用的，有指按法、雙手按法和屈肘按法。在兩肋下或腹部，通常應用雙手按法。背部或肌肉豐厚的地方，還可使用單手加壓按法。也就是左手在下，右手輕輕用力壓在左手指背上的一種方法；也可以右手在下，左手壓在右手指背上，掌按法的著力點是掌根。按法的接觸面較小，但所作用的力較大，適用於全身各部的穴位。採用按法時，指端或掌根的著力部位要緊貼體表肌膚，不可移動。按壓時要掌握好所用的力，一般情況下要求動作和緩，用力輕重適中，除非特殊需要，不宜猛壓。

（2）揉法。揉法是用手貼著患者皮膚，做輕微的旋轉活動的

推拿，叫做揉法。揉法有指揉和掌揉的不同。指揉，是用手指指腹按定於一定的部位上，手臂及腕部放鬆，以肘為支點，做前臂主動擺動，帶動腕和掌做輕柔緩和的擺動。像太陽穴等面積小的地方，可用手指揉法。掌揉，是將手掌大魚際或掌根按定於一定部位上，手臂及腕部放鬆，以肘為支點，做前臂主動擺動，帶動腕部做輕柔緩和的擺動。對於背部面積大的部位，可用手掌揉法。揉動時，要注意腕臂的放鬆以腕關節同前臂一起做迴旋活動，腕部活動的幅度可逐步擴大，壓力要輕柔。揉法具有消瘀去積，調和血氣的作用，對於局部痛點，使用揉法十分合適。

(3) 擦法。擦法是採用手掌的大魚際、掌根或小魚際附著在一定的部位上，進行直線來回摩擦。擦動時著力用掌根的為掌擦法，用小魚際的為小魚際擦法，用大魚際擦動的為大魚際擦法。自我按摩時還可以拇指指腹來擦動。擦時要注意伸直腕關節，使前臂與手接近相平，注意著力部分要緊貼皮膚，但不能硬用壓力，以免損傷皮膚。擦動時應直線往返，用力要穩，動作宜均勻連續，以局部皮膚微紅溫熱為度。

(4) 推法。推法是在前用力推動叫推法。根據推動時採用的部位不同，有指推、屈指推、掌根推、全掌推及肘推的區別。推動時，上肢肌肉要放鬆，沉肩、垂肘、懸腕、

指掌或肘要緊貼體表，將力貫注於指掌或肘，做有規律
而緩慢、勻速的向前推進。

(5) 捏法。捏法是在適當部位，利用手指把皮膚和肌肉從骨
面上捏起來，叫做捏法。被著力的局部在手指的不斷對
合轉動下捏起，再以手的自然轉動，使皮肉肌筋自指
腹間滑脫。捏法是按摩中常用的基本手法，它常常與揉
法配合進行。捏法，實際包括了指尖的擠壓作用，由於
捏法輕微擠壓肌肉的結果，能使皮膚、肌腱活動能力加
強，能改善血液和淋巴循環。

(6) 摩法。摩法是用手掌面或手指指面附著於一定部位上，
以腕關節連同前臂做輕緩而有規律的盤旋摩擦稱摩法。
用手掌進行者，稱為掌摩法；用手指進行者，稱為指
摩法。用手掌面或食、中、無名指指面附著在體表的一
定部位上，肘關節自然屈曲，腕部放鬆，指掌自然伸
直，以腕關節為中心，連同前臂做輕緩而有規律性的環
轉運動。

(7) 拿法。拿法是以拇指與其他兩指、三指或四指相對，夾
持肌膚，相對加壓上提稱為拿法。拿法根據施術部位不
同分為三指拿、四指拿、五指拿。動作要領：用大拇
指和食、中兩指，或用大拇指和其餘四指作相對用力，
在一定部位或穴位上進行規律性的提捏。操作時要由輕
到重，不可突然用力，動作要緩和而有連貫性。功能主

治：祛風散寒，舒筋活絡。

(8) 一指禪推法。用大拇指指端、羅紋面或偏峰為著力點，沉肩、垂肘、懸腕，透過腕部的擺動和拇指關節的屈伸活動，使產生的力持續的作用於治療部位上，稱為一指禪推法。動作要領：①沉肩、垂腕：放鬆肩和手臂肌肉。②懸腕：腕關節自然懸屈，肘關節微屈、下垂略低於腕，使腕部做往返均勻擺動。③指實、掌虛：手握空拳，拇指端自然著力，壓力須均勻，動作要靈活。④緊推慢移：推動速度較快，頻率為每分鐘一百二十到一百六十次。拇指在快速推擺的同時，其著力點緩慢的循經移動。拇指不可過僵、過直，也不可彎曲成角。「緊推慢移」可以理解為「偏心輪」作用，擺動中每次都是「進三退二」。

按摩療法的禁忌證

各種急性傳染病、急性骨髓炎、結核性關節炎、傳染性皮膚病、皮膚濕疹、水火燙傷、皮膚潰瘍、腫瘤以及各種瘡瘍等症。此外，婦女經期、懷孕五個月以上的孕婦、急性腹膜炎、急性化膿性腹膜炎、急性闌尾炎患者。某些久病過分虛弱的、素有嚴重心血管病或高齡體弱的患者，都是禁忌按摩的。

按摩療法的注意事項

(1) 按摩前要修整指甲、熱水洗手，同時，將指環等有礙操

作的物品，預先摘掉。

(2) 位置要安排合適，特別是被按摩者坐臥等姿式，要舒適而又便於操作。

(3) 按摩手法要輕重合適，並隨時觀察被按摩者表情，使被按摩者有舒服感。

(4) 按摩時間，每次以二十到三十分鐘為宜，按摩次數以十二次為一療程。

(5) 飽食之後，不要急於按摩，一般應在飯後兩小時左右為宜。

(6) 按摩時，有些被按摩者容易入睡，應取毛巾蓋好，以防著涼，注意室溫。當風之處，不要按摩。

(7) 對胃、十二指腸潰瘍出血期的被按摩者，一般不宜手法治療。

（一）急性胃炎按摩健胃養生

(1) 取膈俞、中脘、內關、足三里穴揉摩，每穴每次五到十分鐘。此法對嘔吐有較好療效。

(2) 被按摩者仰臥，施術者居其右側，用沉著緩慢的一指禪推法按揉中脘、氣海、關元、天樞穴，再以手掌在腹部以逆時針方向按揉，同時在臍周施按壓法。然後，被按摩者俯臥，施術者以拇指分別按揉脾俞、胃俞、大腸俞及長強穴，再揉搓腰骶部數次至發熱感為度，最後按揉

足三里穴。

(3) 病人俯臥，施術者站於其旁，用手掌根在腰背部脊柱兩側揉壓。在後，兩手重疊，右手放在左手上，在背腰部脊柱兩側按壓數次。接著，病人自我按摩。仰臥，雙手交叉，手指向上，提拿腹肌數次，力量緩和達於深層。然後，搓熱掌心，左手放在右手上，雙掌在腹部臍周沿順時針方向推摩五十次。

(4) 按揉足三里穴。以兩手拇指端頂部點按足三里穴，平時三十六次，痛時可揉至兩百次左右，以穴位局部有酸脹感並向足外踝放散為佳。此法可健胃行氣，解痙止痛。

(5) 點按中脘穴。用拇指或拳頭頂住中脘穴，隨呼吸逐漸向下按壓，直至上腹部有悶脹感，再持續按壓數分鐘，患者有溫熱感透達胃脘部為佳。

(6) 揉按腹部。兩手交叉，男右手在上左手在下，女左手在上右手在下，　以肚臍為中心按腹部畫太極圖，順時針三十六圈，逆時針三十六圈。本法可止痛消脹，增進食欲。

(7) 擦兩脅。患者取坐位，醫者站在其身後，以兩掌由上向下擦兩脅部，反覆操作約十分鐘。

（二）慢性胃炎按摩健胃養生

按摩：被按摩者取仰臥位，以中脘穴為圓心，用掌根在上

腹部（臍至劍突）做順時針方向輕輕摩動，約三分鐘，以腹內覺溫熱為宜。然後用兩手分別捏住兩側腹直肌（前正中線旁開約三公分處的縱行肌），由上至下慢慢捉拿約兩分鐘。最後揉按天樞、胃俞、足三里，以酸麻感為宜，約兩分鐘。

按揉足三里穴、三陰交穴：用雙手拇指指腹依次按揉足三里穴與三陰交穴，用力由輕到重，以穴位局部有酸脹感為度。每穴一到兩分鐘。每日一次，十日為一療程。

捏背部夾脊穴：患者取俯臥位，醫者用拇指與食指中節相對捏起脊柱兩側皮膚，由下往上移動，隨捏、隨提、隨放，逐漸推進，在行至脾俞、胃俞、肝俞、三焦俞時，用力上提皮肉二到三次，捏拿至大椎附近止。反覆操作三到五分鐘。每日或隔日一次，十日為一療程。

（三）消化性潰瘍健胃按摩養生

按摩療法在本病的治療和康復方面具有較好輔助作用，臨床常用的方法，有揉按穴位、擦胸脅、揉摩上腹、提拿任脈、滾背俞等。

(1) 揉按穴位。先用拇指點按中脘、氣海、脾俞、胃俞、膈俞、足三里，每穴一分鐘，每日一到兩次，二到三週為一療程。

(2) 揉摩上腹。取仰臥位，腹部自然放鬆，呼吸均勻。將左右手掌交叉重疊，放於上腹部劍突下，做順時針揉摩，

由上到下，由內到外，力量均勻，按摩三到五分鐘。每日一到兩次，二到三週為一療程。

(3) 提拿任脈。取坐位或仰臥位，雙手置於上腹部劍突下，提拿任脈（經劍突和肝臍的前正中線）的腹部皮膚，自下而上，一緊一鬆的提拿，反覆操作十餘次。每日一次，二到三週為一療程。

(4) 滾背俞。取俯臥位，醫者在背部脊柱兩側膀胱經循行線上，自上而下施以滾法，於脾俞、胃俞等背俞穴處力度加重。操作約兩分鐘，每日一次，二到三週為一療程。

（四）胃下垂健胃按摩養生

按摩療法在本病的治療和康復方面具有較好輔助作用，臨床常用的方法，如點按四穴、搓背、推腹、按揉背部、捏拿脊俞等方法。

(1) 點按四穴。①用中指點按百會穴，輕輕揉按使酸脹感持續一分鐘。②以拇指點壓合穀穴，使酸脹感向上肢傳導，雙側交替進行，約一分鐘。③以拇指按壓足三里穴，使酸脹感向足部傳導，持續約兩分鐘。④按壓三陰交穴，約一分鐘。每日一次，十日為一療程。

(2) 搓背。沿脊柱兩側自上而下搓揉，手法由輕而重，反覆運算元遍，直至有發熱感，再換手掌揉按腰骶部。每日一次，十日為一療程。

(3) 推腹。仰臥位，身體放鬆，心情愉悅，呼吸均勻，先用掌根按順時針方向撫摩腹部，待腹部有熱感時，配合呼吸推腹，呼氣時，雙手托住胃脘部向上推；吸氣時手置腹部放鬆。反覆十次。然後點揉中脘穴、天樞穴、氣海穴各一分鐘，有助於消除腹脹。每日一次，十日為一療程。

(4) 按揉背部。患者取俯臥位，醫者站於其側位，用拇指指腹附著於背部的脾俞、胃俞、三焦俞，按揉兩分鐘，力度由輕漸重，使局部有酸脹感。每日一次，十日為一療程。

(5) 捏拿脊俞。患者取俯臥位，醫者用拇指與食指中節相對捏起脊柱兩側皮膚，由下往上移動，隨捏、隨提、隨放，逐漸推進，在行至脾俞、胃俞、肝俞時，用力上提皮肉二到三次，捏拿至大椎附近止，反覆操作三遍。

（五）胃神經健胃按摩養生

按摩療法在本病的治療和康復方面具有較好輔助作用，臨床常用的方法，如推腰背，摩腹部，提拿腹部，捏脊，揉摩中脘穴，點揉內關穴、足三里穴等。

(1) 推腰背。俯臥位，用一指禪法在腰部施術。由肝俞至腎俞，每當穴位處加大力量，每穴一分鐘，每日一次，十日為一療程。

(2) 按摩腹部。仰臥位，兩手掌指重疊，掌心緊貼於腹部，以肚臍為中心，沿順時針方向環旋撫摩，壓力的大小以感覺舒適為度。每次將整個中下腹部撫摩五到十遍。每日一次，十日為一療程。

(3) 提拿腹部。將兩拇指和其餘四指置於腹部，對應拿提，一拿一放，力量適度，手法連貫柔和，以拿提時感覺酸脹、微痛，放鬆後感覺舒展為好。反覆提拿五到七次。每日一次，十日為一療程。

(4) 點按俞穴。仰臥位，用拇指分別點按中脘穴、天樞穴、足三里穴、氣海穴，手法由輕到重，由慢到快。每穴按揉 分鐘，然後用力按住穴位不動，持續半分鐘。以感覺酸脹為宜。每日一次，十日為一療程。

(5) 捏脊。患者取俯臥位，醫者從尾骶部向左右兩側按摩三十秒，再捏起脊柱下端正中兩側的皮膚及皮下組織，沿脊柱正中線向上移動，邊提邊捏，推進到第七胸椎處結束。反覆操作幾遍。每日一次，十日為一療程。

(6) 揉摩中脘穴。仰臥位，兩手掌指重疊，掌心緊貼於中脘穴，先順時針方向環旋揉摩一到兩分鐘，再逆時針方向環旋揉摩一到兩分鐘，壓力的大小以感覺舒適為度。使局部有溫熱舒適感。每日一次，十日為一療程。

(7) 點揉內關穴、足三里穴。用拇指分別點揉內關穴、足三里穴，手法由輕到重，由慢到快。每穴點揉一分鐘，然

後用力按住穴位不動，持續半分鐘，以感覺酸脹為宜。
每日一次，十日為一療程。

（六）預防胃癌健胃按摩養生

按摩療法在本病的緩解期和康復期酌情選用，有輔助作用。臨床常用的方法，如按揉足三里穴、三陰交穴，推中脘穴，搓背，捏拿背部俞穴等。

(1) 按揉足三里穴、三陰交穴。用雙手拇指指腹依次按揉足三里穴與三陰交穴，用力由輕到重，以穴位局部有酸脹感為度。每穴一到兩分鐘。每日一次，十日為一療程。

(2) 推中脘穴。仰臥位，身體放鬆，呼吸均勻，雙手四指併攏，將四指指面部分附著於中脘穴，然後向下推直至臍上部，用力均勻輕柔，反覆十五到二十遍。每日一次，十日為一療程。

(3) 搓背。沿脊柱兩側自上而下搓揉，手法由輕而重，反覆運算遍，直至有發熱感，再換手掌揉按腰骶部。每日一次，十日為一療程。

(4) 捏拿背部俞穴。患者取俯臥位，醫者用拇指與食指中節相對捏起脊柱兩側皮膚，由下往上移動，隨捏、隨提、隨放，逐漸推進，在行至脾俞、胃俞、肝俞、三焦俞時，用力上提皮肉兩到三次，捏拿至大椎附近止。每次反覆操作三遍。每日一次，十日為一療程。脘、天樞；

食滯配內關、梁門、梁丘。胃熱陰虛配三陰交、太溪。痰濕結聚者，配豐隆、公孫。操作方法：寒邪犯胃和脾胃虛寒者採用閃火法單純拔罐，其他可針刺後拔罐或用閃火法單純拔罐，留罐十到十五分鐘。隔日一次，五到十次為一療程。

按摩健胃養生宜忌

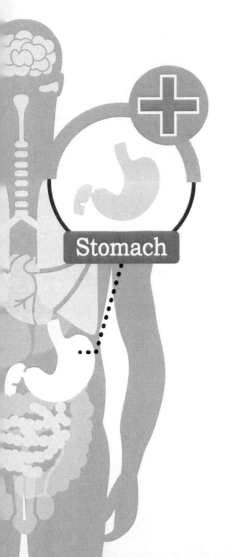

拔罐健胃養生宜忌

拔火罐是以罐為工具，利用燃燒排除罐內空氣，造成負壓，使罐吸附於施術部位，產生溫熱刺激並造成充血現象的一種療法。火罐種類有竹罐、陶罐和玻璃罐。現臨床常用廣口罐頭瓶代替。按罐口大小可分為大、中、小三號，醫療器械商店及藥店都能購買。

1. 拔罐前的準備工作

患者體位的選擇原則是舒適持久，便於施術。

（1）臥位：應用範圍廣泛。有仰臥位、俯臥位、側臥位。對年老體弱者，小兒患者，均宜採用臥位。常用臥位有以下三種。胃痛患者多以仰臥位、側臥位為主。

仰臥位：適用於取頭面、胸腹、上肢掌側、下肢前側及手、足部的穴位時均可取用此體位。患者平臥於床上，頸部及膝部膝彎處用枕或棉被墊起。

俯臥位：適用於取頭頸、肩背、腰臀及下肢後側諸穴時可採用此體位。患者雙手屈曲抱枕，面向下，下肢平放，俯臥於治療床上。

側臥位：適用於周身（除接觸床的部位外）的各個部位諸穴時均可用此體位。患者側臥於治療床上，下肢可呈屈曲狀。

（2）坐位：一般的說，有條件採用臥位則不選用坐位，以防罐具脫落、損壞，或暈罐等不良反應。常用坐位有以下三種：

正伏坐位：適用於頭部、頸項及肩背部。腰骶部取穴時可

用此體位。患者端坐於一方椅子上，兩腿自然下垂，雙手屈曲，頭向前傾靠於桌面上。

仰靠坐位：適用於前頭部、顏面部、胸腹、腿部前側等穴位。患者正坐，仰靠坐在椅子上，下肢落地。

側伏坐位：適用於側頭部、肩背部諸穴時可用此體位。患者坐在凳或椅子上，雙手側屈和頭側向一邊伏於桌面上。

選准應拔部位。若應拔部位皮下脂肪少，皮膚乾燥者，拔罐前宜用消毒後的溫濕毛巾擦拭，以減少漏氣和燙傷。如果因治療需要，在有毛髮的地方（部位）或毛髮附近處拔罐時，應預先剃去毛髮，然後在應拔部位塗適量的凡士林，如果患者不願剃髮，或不能剃時，也可試用熱肥皂水將毛髮、皮膚洗刷淨後，再塗適量凡士林。新罐初用、瘦弱患者及在骨骼突出處拔罐時，為防止罐口損傷皮膚或漏氣，可在罐口塗少許凡士林。

根據需要，選擇相應型號的罐具，若用閃罐法，應當準備幾個備用罐，以便在罐口燒熱時能及時更換。二要保持適宜溫度和烘罐。在寒冷季節拔玻璃罐或陶瓷罐時，為避免患者有寒冷感覺，應預先備一火盆，一則保持室內溫度；二則將罐具在火上烘烤（只能烘烤罐具的底部，不可烤罐口，以防燙傷皮膚），當罐與皮膚溫度相近時再拔罐。三要適當準備排氣所用的各種器具及輔助材料，以及因治療引起的皮膚損傷、暈罐等意外情況的藥品和器械，罐具亦應用碘酒或酒精消毒，也可用煮沸消毒。

2 拔罐方法

(1) 留罐法。將酒精棉球或紙片點燃後，投入罐內，然後速將火罐罩在施術部位。此法適於側面橫拔，否則會因燃物下落而燒傷皮膚，或將竹罐放在沸水中煮三到五分鐘再用筷子或鑷子把罐夾出（罐口要朝下），甩出水液，並迅速用折疊的濕毛巾捂住罐口，然後迅速將竹罐在應拔部位，按住約半分鐘，使之吸牢。拔罐後，待局部皮膚充血，瘀血呈紫紅色時即可取罐。取罐時，一手扶罐身，一手指按壓罐口的皮膚，使空氣進入罐內，火罐即可脫落，不可硬拉或拖動。

(2) 閃罐法。用鑷子或止血鉗挾住燃燒的酒精棉球，在火罐內壁中段繞一圈後，迅速退出（不要使酒精沾到罐口，以免灼傷皮膚），然後將罐罩在施術部位後隨即取下，如此反覆一拔一罩，直至皮膚潮紅。此法較安全，不受體位限制，節約棉球。

(3) 走罐法。操作前，先在應拔部位和火罐口邊緣塗上一層潤滑油，將蘸有酒精的棉球點燃後，以閃罐法，迅速將罐罩在應拔部位，待罐具吸住後，術者用雙手扶住罐底，用力在應拔部位將罐上下或左右緩慢的來回推拉旋轉移動。走罐時以應拔部位出現紫紅色為度。

3 拔罐的功效

拔罐法有溫經通絡、袪濕逐寒、行氣活血及消腫止痛作用。

4 提醒你的注意

(1) 患者要有舒適的體位元，應根據不同部位選擇不同口徑的火罐。注意選擇肌肉豐滿，富有彈性，沒毛髮和骨骼凹凸的部位，以防掉罐。拔罐動作要做到穩、准、快。

(2) 皮膚有潰瘍、水腫及大血管的部位不宜拔罐；高熱抽搐者，不宜拔罐；孕婦的腹部和腰骶部也不宜拔罐。

(3) 常有自發性出血和損傷性出血不止的患者，不宜使用拔罐法。

(4) 如出現燙傷，小水泡可不必處理，任其自然吸收；如水泡較大或皮膚有破損，應先用消毒針刺破水泡，放出水液，或用注射器抽出水液，然後塗以龍膽紫，並以紗布包敷，保護創口。

（一）急性胃炎拔罐健胃養生

（1）取穴：天樞、神闕

操作方法：患者取仰臥位，用口徑為六公分的中型火罐，以神闕為中心，包括兩側天樞穴部位，以閃火法拔罐（注：閃火法是用鑷子或止血鉗夾住燃燒的酒精棉球，在火罐內壁中段繞一圈後，迅速退出，然後將罐罩於施術局部。此法較安全，

不受限制）。留罐十到二十分鐘，隔一天一次。一般治療一到三次即可減輕或痊癒。

（2）取穴：中脘

操作方法：皮膚消毒後，先用三棱針在中脘穴點刺兩到三下，再用閃火法拔罐；或不用點刺，單純拔罐，留罐五到十分鐘。隔一天一，三到五次為一療程。

（3）取穴：胃俞

操作方法：皮膚消毒後，先用三棱針在胃俞穴點刺兩到三下，再用閃火法拔罐；或不用點刺，單純拔罐，留罐五到十分鐘。隔一天一次，三到五次為一療程。

（二）慢性胃炎健胃拔罐養生

取穴：取大椎、上脘、脾俞及身柱、胃俞、中脘兩組穴位三個為一組，每穴施行閃罐十五到二十下，然後留罐十五分鐘，隔日治療一次。本法適於各種慢性胃炎。

取穴：主穴中脘、內關、足三里。配穴，肝鬱氣滯者配肝俞、期門、陽陵泉；飲食停滯者配下脘、天樞；寒邪犯胃者配陰陵泉、梁丘；脾胃虛寒者配脾俞、胃俞、章門；胃熱陰虛配三陰交、太溪；寒邪犯胃和脾胃虛寒者用單純拔罐法；其他可針刺後拔罐或用單純拔罐法，留罐十到十五分鐘。隔日一次，五到十次為一療程。

（三）消化性潰瘍健胃拔罐養生

(1) 取穴。上脘、中脘、梁門、幽門、脾俞、胃俞、肝俞等。

操作方法：患者取側臥位，用大型或中型火罐，吸拔於選取的穴位上，留罐十到十五分鐘，此法適用於虛寒型潰瘍病。

(2) 取穴。中脘、天樞、關元穴、梁門、幽門。

操作方法：每穴施行閃罐二十到三十下，然後留罐約十分鐘，每月一次，症狀緩解後改為隔日一次。

（四）胃下垂健胃拔罐養生

(1) 取穴。中脘、天樞、關元穴。操作方法：患者仰臥，每穴施行閃罐二十到三十下，然後留罐十分鐘，每日一次，症狀緩解後改為隔一到兩日施術一次。

(2) 取穴。脾俞、中脘、氣海、足三里。可配陽陵泉、天樞。

操作方法：患者側臥，採用單純拔罐法，留罐十五分鐘，兩到三日為一次，十次為一療程。

(3) 取穴。主穴脾俞、中脘、氣海、足三里。配穴夾痰飲，胃中有振水聲者配水分、陽陵泉；兼食滯腹脹、腹瀉者配天樞。

操作方法：採用單純拔罐法，留罐十到十五分鐘。每日或隔
　　日一次，十次為一療程。

(4) 取穴。主穴中脘、神闕、胃俞。配穴內關、足三
　　里、氣海。

操作方法：採用單純拔罐法或針刺後拔罐，留罐十五到
二十分鐘。每日或隔日一次，十次為一療程。

(五) 胃神經健胃拔罐養生

取穴：胃俞、中脘。

操作方法：採用單純拔罐，以閃火法分別拔在所選穴位上，
留罐十到十五分鐘；或針刺後拔罐。隔日一次，五到十次為
一療程。

注意事項：皮膚過敏者、全身枯瘦者或皮膚失去彈性者、
劇烈抽搐、煩躁不安者忌用。囟重度貧血者、婦女月經期，以
及妊娠婦女的下腹部與腰骶部禁用。

(六) 預防胃癌健胃拔罐養生

主穴：上脘、中脘、關元、足三里。

配穴：肝氣犯胃者配肝俞、期門、行間；虛寒者配下脘、
天樞；食滯配內關、梁門、梁丘；胃熱陰虛配三陰交、太溪；
痰濕結聚者，配豐隆、公孫。

操作方法：寒邪犯胃和脾胃虛寒者採用閃火法單純拔罐，

其他可針刺後拔罐或用閃火法單純拔罐，留罐十到十五分鐘。
隔日一次，五到十次為一療程。

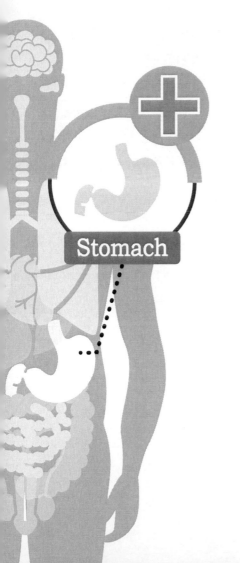

針灸健胃養生宜忌

（一）慢性胃炎健胃針灸養生

(1) 針刺：取胃俞、脾俞、中脘、天樞、內關、足三里、三陰交、血海、氣滯等。一般平補平瀉法，每日或隔日治療一次，十次為一療程，療程間隔三到五天。

(2) 耳針：取交感、脾、胃、神門、內分泌、口、肺等穴。每次先四到六穴，用王不留行籽貼壓，隨時按壓刺激，兩到三日換取一次。

(3) 頭針：①取雙側胃區。頭針常規法操作，每日一次，每次留針二十到三十分鐘，十次為一療程。②取胃區、感覺區。頭針常規方法操作，留針三十分鐘，中間運針兩次。隔日治療一次，五到十次為療程。

(4) 灸法：取中脘、氣海、天樞、足三里、關元、胃俞、脾俞、肝俞等穴。按艾卷溫和灸法操作，每次選用三到五個穴位，每穴每次施灸十到二十分鐘；每日灸治一到兩次，五到十次一療程。

（二）消化性潰瘍健胃針灸養生

1. 體針

肝氣犯胃者，取中脘、期門、內關、足三里、陽陵泉等穴，以毫針刺，手法用瀉法，中度刺激，留針二十到三十分鐘；脾胃虛寒者，取脾俞、胃俞、中脘、章門、內關、足三里，

以毫針刺，手法用秒法，配合灸治。胃食道逆流者加上脘、太沖、梁丘。

2. 耳針

胃潰瘍取胃、脾、交感、神門；十二指腸潰瘍取十指腸、交感、神門。每日一次，每次撚轉一到兩分鐘，針二十到三十分鐘，或埋針。胃食道逆流者取胃，加內分泌。

3. 水針

取胃俞、脾俞、相應夾脊穴，中脘、內關、足三里，選用紅花注射液、當歸注射液、阿托品零點五毫克，或百分之一普魯卡因注射液，注射於上述穴位，每次一到三穴，每穴一到兩毫升。

（三）胃下垂健胃針灸養生

(1) 針灸：針刺取足三里、中脘、關元、脾俞等穴，用補法，每日一次或隔日一次；灸時取穴足三里、天樞、氣海、關元，每次三到四壯為度，隔日灸治一次。十天為一個療程。

(2) 長粗針透刺法：此法用粗長針（一段長十三點三到二十六點七公分）多選用上腹部腧穴沿皮透刺，並向一個方向搓針，形成滯針，然後用提插針的手法，使胃部產生飽滿抽緊感。選穴以胃（中脘旁開四寸）為主，斜向神闕或氣海，用刮針手法，其強度可根據病人體質耐

受程度而定，提針時令患者吸氣。

（四）胃神經健胃針灸養生

臨床常選穴位有：上脘、中脘、下脘、天樞、關元、足三里、上巨虛、下巨虛、陽陵泉、脾俞、胃俞、大腸俞、期門、太沖等；還可配合其他穴位隨證變通。用毫針，初起實證用瀉法，虛實夾雜者用平補平瀉法，而後期虛證則當用補法。另外，由於胃腸功能紊亂時，胃腸黏膜水腫，對藥物吸收較差，故口服中藥有的效果不明顯，可用艾絨加中藥行灸療法。艾絨五百克（單裝），另用黨參、青鹽各十五克，木香、川樸、雲苓、淮山藥、菟絲子各十二克，訶子、延胡、芡實各九克，上藥研成細末，裝瓶備用。特製溫灸罐兩個，紗布墊數塊。使用時將藥末裝入罐內，混入艾絨後點燃，蓋好蓋，置於中脘、足三里、下脘、氣海、天樞、關元、水分、期門等穴，至皮膚紅潤為度。主要是透過穴位疏通經絡，以溫中散寒、活血化瘀，療效很滿意。

（五）預防胃癌健胃針灸養生

針灸對本病有輔助治療作用，可以提高機體免疫機能，有緩解症狀與止痛作用。可選用中脘、章門，配以背部相應俞穴。肝胃不和配足三里、行間；氣血兩虧取足三里、三陰交、膈俞、脾俞，用補法，加灸；痰濕結聚取豐隆、公孫；脾腎陽

虛可灸脾俞、腎俞等。

　採用瘢痕灸對提高免疫功能有較好作用。

電子書購買

國家圖書館出版品預行編目資料

打響保胃戰：吃貨想要當好當滿？先用 45 招養
好你的胃！/ 許承翰，田洪江編著 . -- 第一版 . --
臺北市：崧燁文化事業有限公司 , 2021.05
　　面；　公分
POD 版
ISBN 978-986-516-542-0(平裝)
1. 胃疾病 2. 保健常識 3. 中西醫整合
415.52　　　109019116

打響保胃戰：吃貨想要當好當滿？先用 45 招養好你的胃！

臉書

編　　　者：許承翰、田洪江

發 行 人：黃振庭

出 版 者：崧燁文化事業有限公司

發 行 者：崧燁文化事業有限公司

E - m a i l：sonbookservice@gmail.com

粉 絲 頁：https://www.facebook.com/sonbookss/

網　　　址：https://sonbook.net/

地　　　址：台北市中正區重慶南路一段六十一號八樓 815 室

Rm. 815, 8F., No.61, Sec. 1, Chongqing S. Rd., Zhongzheng Dist., Taipei City 100, Taiwan (R.O.C)

電　　　話：(02)2370-3310　　　傳　　真：(02) 2388-1990

印　　　刷：京峯彩色印刷有限公司（京峰數位）

定　　　價：380 元

發行日期：2021 年 05 月第一版

◎本書以 POD 印製